Mit freundlicher Empfehlung

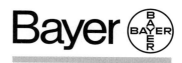

R. J. Hay (Hrsg.)

Fortschritte in der lokalen antimykotischen Therapie

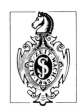

Springer-Verlag
Berlin Heidelberg New York
London Paris Tokyo

R. J. Hay, MD, MRCP, MRCPath.
United Medical and Dental Schools
of Guy's and St. Thomas's Hospitals
Institut für Dermatologie
5 Lisle Street
London WC2H 7BJ
Großbritannien

Übersetzt von:
Dora Wirth
Languages Ltd., 85 Campden Street, Kensington London W8 7EN
Großbritannien

ISBN 3-540-17968-2 Springer-Verlag Berlin Heidelberg New York
ISBN 0-387-17968-2 Springer-Verlag New York Berlin Heidelberg

CIP-Titelaufnahme der Deutschen Bibliothek

Fortschritte in der lokalen antimykotischen Therapie /
R. J. Hay (Hrsg.).
[Übers. von : Dora Wirth]. – Berlin; Heidelberg ; New York ;
London ; Paris ; Tokyo : Springer, 1988
  ISBN 3-540-17968-2 (Berlin ...) brosch.
  ISBN 0-387-17968-2 (New York ...)
NE: Hay, Roderick J. [Hrsg.]

Dieses Werk ist urheberrechtlich geschützt. Die dadurch begründeten Rechte, insbesondere die der Übersetzung, des Nachdrucks, des Vortrags, der Entnahme von Abbildungen und Tabellen, der Funksendung, der Mikroverfilmung oder der Vervielfältigung auf anderen Wegen und der Speicherung in Datenverarbeitungsanlagen, bleiben, auch bei nur auszugsweiser Verwertung, vorbehalten. Eine Vervielfältigung dieses Werkes oder von Teilen dieses Werkes ist auch im Einzelfall nur in den Grenzen der gesetzlichen Bestimmungen des Urheberrechtsgesetzes der Bundesrepublik Deutschland vom 9. September 1965 in der Fassung vom 24. Juni 1985 zulässig. Sie ist grundsätzlich vergütungspflichtig. Zuwiderhandlungen unterliegen den Strafbestimmungen des Urheberrechtsgesetzes.

© Springer-Verlag Berlin Heidelberg 1988
Printed in Germany

Die Wiedergabe von Gebrauchsnamen, Handelsnamen, Warenbezeichnungen usw. in diesem Werk berechtigt auch ohne besondere Kennzeichnung nicht zu der Annahme, daß solche Namen im Sinne der Warenzeichen- und Markenschutz-Gesetzgebung als frei zu betrachten wären und daher von jedermann benutzt werden dürften.

Produkthaftung: Für Angaben über Dosierungsanweisungen und Applikationsformen kann vom Verlag keine Gewähr übernommen werden. Derartige Angaben müssen vom jeweiligen Anwender im Einzelfall anhand anderer Literaturstellen auf ihre Richtigkeit überprüft werden.

Druck u. buchb. Verarbeitung: G. Appl, Wemding
2127/3140/5432

Inhaltsverzeichnis

Einleitung
R. J. Hay 1

Bifonazol, ein neues topisches Azol-Antimykotikum mit spezifischen Eigenschaften
M. Plempel, D. Berg und W. Ritter 5

Keratinolytische Aktivität von Trichophyton mentagrophytes
J. Abbink, M. Plempel und D. Berg 23

Untersuchungen zur entzündungshemmenden Wirkung von Bifonazol
H. Petri, H. Tronnier und P. Haas 28

Differentialfärbung von Pilzen in klinischen Proben mit fluoreszierendem bleichenden Agens (FBA)
L. Gip 34

Diskussion 40

Doppelblindstudie zum Vergleich von 3 neuen Antimykotika-Cremezubereitungen bei oberflächlicher Candidose
J. Lalošević und S. Stettendorf 46

Die Anwendung von Bifonazol in den ersten beiden Lebensjahren
L. Muscardin, L. M. Muscardin und *L. Bonito* 52

Bifonazol in der dermatologischen Praxis:
Ergebnisse einer multicenten Studie
F. Saffé 56

Diskussion 69

Ergebnisse einer Studie mit Bifonazol (1%Gel)
und Sulconazol-Creme bei Tinea pedis und Tinea cruris
bei Fabrikarbeitern
D. J. Thomas und *A. Evans* 72

Bifonazol bei der Behandlung von Dermatomykosen:
Ergebnisse einer Multicenterstudie in Italien
E. Panconesi und *E. M. Difonzo* 80

Vergleichende Klinische Prüfung:
Bifonazol: Miconazol bei Dermatomykosen
R. Ashton 87

Diskussion 95

Differentialdiagnose von Onychomykosen
E. Haneke 99

Ergebnisse eines neuen Therapieschemas
bei der Onychomykosebehandlung
J. Lalošević und *S. Stettendorf* 107

Neues zur Therapie von Onychomykosen
S. Nolting, S. Stettendorf und *W. Ritter* 113

Therapie der Onychomykose mit einer
Spezialzubereitung – vorläufige Ergebnisse
A. Lasagni, A. Oriani und *L. Terragni* 119

Diskussion 123

Erfahrungen mit Bifonazol als Lokaltherapeutikum
bei seltenen Indikationen
H. F. Döring 126

Bifonazol-Gel bei der Behandlung des seborrhoischen
Ekzems
D. T. Roberts, M. D. Richardson, R. A. Main
und *T. S. Mann* 131

Diskussion 136

Schlußbemerkungen
R. J. Hay 139

Sachverzeichnis 141

Einleitung

R. J. Hay

Institute of Dermatology, United Medical and Dental Schools of Guy's and St. Thomas's Hospitals, 5 Lisle Street, London WC2H 7BJ, Großbritannien

Alle Dermatologen und Ärzte anderer Fachrichtungen sind mit der Tatsache vertraut, daß zahlreiche allgemein verbreitete Leiden gelindert oder gebessert, aber nicht geheilt werden können. Bei Infektionen, insbesondere solchen, die durch Bakterien oder Pilze verursacht werden, scheint eine Heilung auf den ersten Blick möglich, da hier in vielen Fällen die verursachenden Organismen mit Antibiotika abgetötet werden, was zu einer Remission oder sogar Heilung führt. Die Realität zeigt jedoch, daß die Therapie von Infektionskrankheiten mit vielen Problemen behaftet ist.
Zu Beginn der Behandlung von Pilzinfektionen ist es besonders wichtig, die Rolle des isolierten Erregers in der Pathogenese der Erkrankung zu bestimmen, um die geeignetste Therapie auszuwählen. Während das Stratum corneum oder die Hautanhangsgebilde, wie Haare oder Nägel, hauptsächlich an der Oberfläche vom Pilzbefall betroffen sind, können Pilze auch indirekt oder in Verbindung mit anderen Mikroorganismen Erkrankungen verursachen. In einigen Fällen sind offensichtlich verschiedene Organismen in die Pathogenese der Hauterkrankung verwickelt, so bei der chronischen Paronychie [1]. Andererseits kann ein Organismus durch einen zweiten ersetzt werden, und es kann sich ein Zyklus mit verschiedenen Infektionen entwickeln. Dies scheint in den Interdigitalräumen der Zehen beim Dermatophytosekomplex zu geschehen, wo Dermatophyten und gramnegative Bakterien eine zyklische Beziehung haben können [2]. In beiden Fällen hängt eine erfolgreiche Behandlung von der völligen Vernichtung dieser infektiösen Organismen ab. Ebenso wichtig ist es,

die Bedingungen, die die Infektion erst ermöglicht haben, in ihr Gegenteil umzukehren.
Die Rolle der Pilze bei der Pathogenese eines weiteren Leidens, des seborrhoischen Ekzems, wurde in Frage gestellt [3]. Während die Läsionen nicht einfach das Ergebnis des Oberflächenbefalls von *Pityrosporon*-Hefepilzen zu sein scheinen, führt die Beseitigung dieser Organismen aus befallenen Arealen bei vielen Patienten zu einem Heilungsprozeß, und einer Wiederbesiedlung folgt ein Rezidiv. Die Anwendung von azolhaltigen fungiziden Wirkstoffen, die gegen *Pityrosporon*-Spezies hoch wirksam sind, scheint eine Alternative zur konventionellen Therapie darzustellen, wenngleich die Mechanismen, durch die die Organismen eine offensichtlich ekzematöse Dermatitis verursachen oder verschlimmern, noch unbekannt sind.
Es gibt umfassende Beweise, daß die lokal angewandten Breitbandantimykotika gegen sehr viele Oberflächenmykosen wirksam sind. Im allgemeinen wurden wenige Vergleichsstudien zwischen nicht verwandten Antimykotika durchgeführt, und wo dies geschah, z.B. mit Clotrimazol und Whitfield-Salbe [4], wurden keine signifikanten Unterschiede gefunden. Kürzlich wurde jedoch festgestellt, daß der Vorteil der Azolantimykotika in ihrer schnellen Wirkung und in einer verminderten Applikationshäufigkeit liegt. Ein Beispiel hierfür ist die Wirksamkeit der einmal täglichen-Applikation von Bifonazol [5]. Ergebnisse aus Versuchen mit vielen Azolen zeigen, daß der mykologische Heilungsprozeß früher eintritt als die klinische Genesung; dies deutet darauf hin, daß es zusätzlich zu weniger häufiger Applikation auch einen Spielraum für eine Verkürzung der Therapie geben kann. Dies sind wichtige Überlegungen, da die Patienten-Compliance durch beide Maßnahmen sicherlich verbessert werden kann.
Es ist ebenso wichtig, daran zu erinnern, daß die Fähigkeit des Patienten, die Behandlung vorschriftsmäßig durchzuführen, bei der Auswahl der Therapie häufig übersehen wird. Während die Sicherstellung der Patienten-Compliance ein bedeutender Teil des Verantwortungsbereiches des Arztes ist, wird die Aufgabe beträchtlich erleichtert, wenn die Behandlung sowohl bequem als

auch einfach zu handhaben ist. Diese Überlegungen sind bei einigen Pilzinfektionen, wie Pityriasis versicolor, von besonderer Bedeutung [6]. Der Ausbreitungsgrad dieser Infektion, der eine adäquate Behandlung schwierig macht, führt in Verbindung mit der allgemeinen Symptomlosigkeit, die wiederum keine Motivation beim Patienten wecken kann, häufig zu einer ungenügenden Therapie. Der Versuch, eine lokale Behandlung zu finden, die leicht anzuwenden und nach wenigen Verabreichungen bereits effektiv ist, würde einen bedeutenden Fortschritt darstellen.

Die vielleicht größte mykologische Herausforderung ist die Behandlung der Onychomykose [7]. Die orale Therapie ist protrahiert und im Falle der Zehennägel ist sie häufig erfolglos. Lokale Antimykotika sind selten effektiv und Alternativen wie die totale oder partielle Nagelentfernung [8] sind für die Patienten oft unangenehm oder undurchführbar. Die Entwicklung neuer Methoden zur Behandlung der Onychomykose ist wünschenswert und insbesondere die Anwendung effektiver Verfahren, die den Bedarf an protrahierter oraler Medikation überflüssig machen [9].

In dieser kurzen Einleitung wurden nur wenige der Herausforderungen bei der Behandlung von Oberflächenmykosen erwähnt. Deutlich wurde jedoch, daß Verbesserungen in der Behandlung noch nötig sind. Diese potentiellen Fortschritte sollen hinsichtlich des Imidazolpräparates Bifonazol bei diesem Symposion über die Fortschritte in der Lokaltherapie von Mykosen diskutiert werden.

Literatur

1. Barlow AJE, Chattaway FW, Holgate MC, Aldersley T (1970) Chronic paronychia. Br J Dermatol 82: 448
2. Leyden JJ, Kligman AM (1978) Interdigital athlete's foot. The interaction of dermatophytes and resident bacteria. Arch Dermatol 114: 1466
3. Shuster S (1984) The aetiology of dandruff and the mode of action of therapeutic agents. Br J Dermatol 111: 235
4. Clayton YM, Connor BL (1973) Comparison of clotrimazole cream, Whitfield's ointment and nystatin ointment for topical treatment of ringworm infections, pityriasis versicolor, erythrasma and candidiasis. Br J Dermatol 89: 297

5. Doring HF, Stettendorf S (1982) Bifonazole – a new agent for the treatment of dermatomycoses. In: International Antifungal Symposium: Bifonazole. Excerpta Medica, Amsterdam, p 96
6. Faergemann J (1985) Lipophilic yeasts in skin disease. Seminars in Dermatology, Thieme, New York, p 173
7. Zaias N (1972) Onychomycosis. Arch Dermatol 105: 263
8. Baran R, Hay RJ (1985) Partial surgical avulsion of the nail in onychomycosis. Clin Exp Dermatol 10: 413
9. Nolting S (1984) Non-traumatic removal of the nail and simultaneous treatment of onychomycosis. Dermatologica 169, Suppl 1: 117

Bifonazol, ein neues topisches Azol-Antimykotikum mit spezifischen Eigenschaften

M. Plempel, D. Berg und W. Ritter

Institute für Chemotherapie, Biochemie und Klinische Pharmakologie, Bayer Pharma-Forschungszentrum, 5600 Wuppertal 1, BRD

Zusammenfassung

Bifonazol, ein vor kurzem entwickeltes Imidazol-Derivat, weist unter konventionellen in vitro-Testbedingungen die weithin bekannten und klassischen Eigenschaften der Azole auf:
1. Ein breites antimykotisches Spektrum gegen Dermatophyten, Hefepilze, Schimmelpilze und biphasische Pilze;
2. Eine hohe Intensität der antimykotischen Wirksamkeit;
3. Eine befriedigende Resistenzlage bei niedriger Inzidenz von primärer Resistenz, während eine sekundäre Resistenz bis jetzt nicht nachgewiesen werden konnte;
4. Ausgezeichnete in-vivo-Wirkungen nach topischer Applikation beim Trichophytie-Versuchsmodell am Meerschweinchen;
5. Wirkungen nach oraler Verabreichung am Modell der Mäuse-Candidose.

Darüberhinaus hat Bifonazol eine lange Retentionszeit auf der Haut (Nachweis im Infektions-Prophylaxe-Modell) und eine erhöhte fungizide Wirksamkeit bei filamentösen Pilzelementen, insbesondere bei Dermatophyten, infolge einer zweifachen Hemmung der Ergosterol-Biosynthese in Pilzzellen.
Die Bifonazol-Aufnahme in die Pilzzellen erreicht nach nur 20–30 min ihr Maximum; das Medikament verbleibt dort etwa 120 Std, wobei es kontinuierlich die Ergosterol-Biosynthese hemmt. Deshalb wird bei Bifonazol-kontaminierten Pilzzellen ein deutlicher

Virulenzverlust beobachtet, der schließlich die verschiedenen Schritte von der Kontaminiation bis zur Infektion von Makroorganismen und die Umwandlung von dem saprophytären zum parasitären Stadium bei Pilzen beeinflußt. Gestützt auf diese experimentellen Eigenschaften in vitro- und in vivo ermöglicht Bifonazol eine einmalige Tagesgabe und eine kürzere Behandlungsdauer.

Einführung

Die antimykotischen Eigenschaften und Wirkungen von Bifonazol, die ab 1983 zur Produkteinführung unter dem Handelsnamen Mycospor in europäischen, südamerikanischen und asiatischen Ländern geführt haben, sind bereits aus vielen Publikationen bekannt. Im ersten Teil dieses Beitrages wird darüber eine kurze Zusammenfassung gegeben. Weitere Ergebnisse neuerer Untersuchungen und eine bessere Interpretation bereits bekannter Eigenschaften haben jetzt einen tieferen Einblick in die ausgezeichnete therapeutische Wirksamkeit dieses topischen Antimykotikums ermöglicht. Diese Ergebnisse werden im zweiten Teil dieses Beitrages vorgestellt und diskutiert.

Teil I: Allgemeine antimykotische Eigenschaften von Bifonazol

In vitro Effekte

Bifonazol, 1-[α-(4-biphenyl)-benzyl]-1H-imidazol (Abb. 1), ist sehr lipophil und in Wasser bei neutralem pH nur bis zu einer

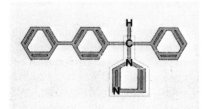

Abb. 1. Strukturformel von Bifonazol

Tabelle 1. Antimykotisches Wirkungsspektrum von Bifonazol und MHK-Werte im Vergleich zu Clotrimazol, Miconazol und Naftifin

Spezies	MHK in µg/ml			
Dermatophyten	Bifonazol < 0,04–2,5	Clotrimazol < 0,04–4	Miconazol < 0,04–10	Naftifin 0,1–3
Candida albicans	0,3 –10	0,04–10	0,04–10	0,08–> 100
Candida spp.	0,08–10	0,04–10	0,04– 5	0,08–> 100
Torulopsis glabrata	0,08– 2,5	0,08–16	0,1 –16	1 –> 100
Aspergillus fumgiatus	0,1 – 1	1,25	2,5 –5	0,8–12,5
Aspergillus spp.	0,1 – 5	0,6 –1,25	1 –5	0,8–12,5
Chromomyzeten	0,04– 0,3	0,04–2,5	0,04–2,5	?
biphasische Pilze	0,04–4	0,04–4	0,04–4	?

Konzentration von etwa 1 µg/ml löslich. Durch diese sehr geringe Wasserlöslichkeit können Bestimmungen der minimalen Hemmungskonzentration (MHK) in wäßrigen Medien nur bis zu Wirkstoff-Konzentrationen von 1 µg/ml korrekt ausgewertet werden. Höhere MHK, die über die Wasserlöslichkeit der Substanz hinausgehen, können nicht verbindlich errechnet werden; bei Konzentrationen über 8 µg/ml sind sie fiktiv, da nur der Teil des Wirkstoffes, der tatsächlich gelöst ist, bei diesen Konzentrationen antimykotische Wirksamkeit entwickeln kann [13, 17]. Mit diesem Vorbehalt stellt die Tabelle 1 die MHK-Werte von Bifonazol dar im Vergleich zu Clotrimazol, Miconazol und zu dem Allylamin-Derivat Naftifin, das wie die Azol-Derivate die Ergosterol-Synthese hemmt [5, 13, 15, 16, 20].

Diese in vitro Untersuchungen bestätigen, daß Bifonazol das für die Azole so charakteristische breite antimykotische Wirkungsspektrum besitzt, das nahezu alle für den Menschen pathogenen Pilze umfaßt. Primäre Resistenz tritt nur im Fall von Zygomyceten, einigen Stämmen nicht-thermophiler Aspergillen und bei Varianten von Sporothrix schenckii auf. Bei der Durchführung von MHK-Bestimmungen mit Bifonazol muß man berücksichtigen, daß die in vitro Aktivität der einzelnen Azole extrem abhängig ist von der Inokulumgröße, der Zusammensetzung der Nährböden, der Inkubationszeit und dem physiologischen Status der Pilzzellen; daher können unter ungünstigen Testbedingungen sehr unterschiedliche MHK-Werte gefunden werden, die um den Faktor bis zu 300 abweichen können. [5, 12, 20]

Im Fall von Candida-Unterarten wie C. albicans, die Myzelien und Pseudomyzelien wie auch Sproßzellen bilden können, sind die Myzelformen gegenüber Bifonazol sensibler als die Sproßzellen (Sproßzellen: 0.25–μg/ml; Myzelien: 0,031–0,062 μg/ml). Dieser Gesichtspunkt ist von entscheidender Bedeutung, da Sproßzellen die saprophytäre Kontaminationsform von Candida, die Myzelformen aber die parasitäre und invasive Phase darstellen [12, 13]. Insgesamt wirkt Bifonazol stärker gegen fadenförmige Pilze und Pilzanteile als gegen runde Zellen. Dies kann mit dem Wirkungsmechanismus der Substanz begründet werden (s. S. 11).

Die Situation hinsichtlich der Bifonazol-Resistenz ist günstig. Dies gilt allgemein für Azole: die Anzahl primär resistenter Varianten sensibler Pilzspezies liegt bei weniger als 0,5%, nämlich die o. a. Stämme von Aspergillus flavus, einige Zygomyzeten und Stämme von Sporothrix schenckii in der Myzelform. Die Entwicklung sekundärer Resistenzeigenschaften bei primär sensiblen Stämmen wurde im Verlauf der Therapie noch nicht beobachtet. In vitro kann sie nur durch hochwirksame Mutagene nach dem multiple step-Typ induziert werden. Jedoch erwiesen sich experimentelle Varianten dieser Art nicht als pathogen und somit ohne klinische oder epidemiologische Bedeutung [13, 16, 20].

In vitro erreicht der antimikrobielle Effekt von Bifonazol sein Optimum bei einem pH zwischen 6,7 und 7,3. Neben Pilzen sind auch grampositive Bakterien – Corynebakterien, Staphylokokken und Streptokokken, allerdings nicht Enterokokken – gegen Bifonazol sensibel [13]. Aufgrund seines Wirkungstyps entwickelt Bifonazol auch einen fungiziden Effekt auf Dermatophyten und Candida-Unterarten in der Myzelphase, ist aber nur fungistatisch wirksam gegen sprossende Hefezellen im therapierelevanten Konzentrationsbereich von bis zu 20 μg/ml [13, 16, 20].

In-vivo-Effekte von Bifonazol

Nach oraler Verabreichung von Bifonazol fand man bei Versuchstieren nur niedrige Serumkonzentrationen, da die Substanz in der Leber rasch zu mikrobiologisch unwirksamen Metaboliten abgebaut wird. Eine parenterale Applikation kommt wegen der sehr geringen Wasserlöslichkeit der Substanz nicht in Betracht [9, 13]. Auf der Grundlage dieser pharmakokinetischen Eigenschaften ist Bifonazol nur als topisches Antimykotikum geeignet.

Am Modell der experimentellen Meerschweinchen-Trichophytie durch *Trichophyton mentagrophytes, T. rubrum* und *T. verrucosum* erwies sich Bifonazol bei Konzentrationen von 0,1%, 0,5% und 1% in Creme- und Lösungszubereitungen als hoch wirksam. Eine einzige Anwendung am 3. Tag nach Infektion war ausreichend, um eine komplette Heilung der Dermatophytosen innerhalb von 6–9 Tagen nach der Behandlung zu erreichen. Rezidive waren äußerst selten [13, 15, 16, 18, 19].

Experimente auf der Grundlage unseres Infektionsprophylaxeversuchs, bei dem Testzubereitungen der Wirksubstanz nur einmal auf eine geplante markierte Infektionsstelle am Meerschweinchen 96, 72, 48 oder 24 h vor Infektionsauslösung appliziert werden, haben gezeigt, daß Bifonazol auf der Haut des Meerschweinchens im Mittel 50 bis 60 h (Abb. 2) verbleibt. Während dieser Zeit ist

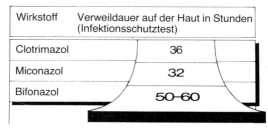

Abb. 2. Bifonazol-Verweildauer auf der Haut nach topischer Applikation von 1%iger Creme (Meerschweinchen)

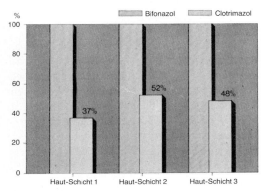

Abb. 3. Relative Mengen von Bifonazol und Clotrimazol in menschlicher Haut nach topischer Applikation (Bifonazol = 100%)

Bifonazol auf der Haut in Konzentrationen vorhanden, die in der Lage sind, eine Infektion zu verhindern [13].
Nach den Untersuchungen mit radioaktiv markiertem Bifonazol und Clotrimazol am Menschen [10] verbleibt Bifonazol nach topischer Applikation länger auf der Haut als Clotrimazol und auch in höheren Konzentrationen (Abb. 3). Beide Wirkstoffe wurden in Cremeform verabreicht.
Neben der stärkeren fungiziden Wirkung von Bifonazol auf Pilzfäden versetzten uns die Ergebnisse dieser Experimente an Tier und Mensch in die Lage, die Applikationshäufigkeit von Bifonazol bei Dermatomykosepatienten von 2–3 × täglich – die frühere Standarddosis von Clotrimazol – auf 1 × täglich zu reduzieren.
Obwohl weltweit noch kein relevantes und reproduzierbares Tiermodell für Hefepilz-Dermatomykosen entwickelt worden ist, können wir seine Wirksamkeit gegen *Candida* in vivo bei der systemischen Candidose des Meerschweinchens zeigen. Allerdings weist oral verabreichtes Bifonazol sehr ungünstige pharmakokinetische Eigenschaften auf. Die Tiere wurden intravenös mit *C. albicans* infiziert und oral mit Bifonazol in Dosen von 2 × 50 und 2 × 100 mg/kg vom Infektionstag an bis 6 Tage nach Infektion behandelt.

Die Überlebensraten wurden am 6. Tag nach Infektion im Vergleich zu unbehandelten Kontrolltieren bestimmt.
30–60% der Tiere mit Bifonazol-Therapie überlebten, während nur 0–5% der Kontrolltiere nach der entsprechenden Zeit am Leben blieben. Diese Ergebnisse stellen einen ausreichenden Beleg für die Wirksamkeit von Bifonazol gegen *C. albicans* in vivo dar.

Teil II: Neuere Studien über die antimykotische Wirksamkeit von Bifonazol und seinen Wirkungsmechanismus

Wirkungsmechanismus

Der Wirkungsmechanismus spielt eine Schlüsselrolle beim Verständnis der guten experimentellen und therapeutischen Effizienz von Bifonazol. In dieser Hinsicht zeigt die Substanz im Vergleich zu anderen Azolen und zum Allylamin-Derivat Naftifin einige wesentliche Unterschiede (Abb. 4).

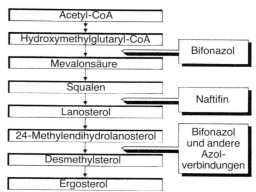

Abb. 4. Wirkungsmechanismus der Hemmung einzelner Stufen der Ergosterolbiosynthese durch Bifonazol im Vergleich zu anderen Azolverbindungen und Naftifin

Wie Clotrimazol, Miconazol, Econazol, Isoconazol und Naftifin greift Bifonazol in die Ergosterol-Synthese des Pathogens ein. Da bei Pilzen Ergosterol ein essentieller Bestandteil der Zytoplasmamembran ist, führt ein Mangel unumgänglich zu Membranschädigungen. Während die meisten Azole und Allylamin-Derivate ausschließlich die enzymatische Desmethylierung von 24-Methylendihydrolanosterol zu Desmethylsterol bzw. die Umwandlung von Squalen zu Lanosterol in individuell unterschiedlichem Ausmaß hemmen können, interferiert Bifonazol jedoch zusätzlich noch mit der enzymatischen Umwandlung von Hydroxymethylglutarsäure in Mevalonsäure (Abb. 4) [3, 4]. Die Hemmung der Ergosterolsynthese an zwei verschiedenen Stellen der Biosynthese kann als ein Kaskadeneffekt betrachtet werden, der eine deutlich stärkere Suppression des Syntheseprodukts Ergosterol zur Folge hat als nur eine Hemmung der Desmethylierung auf der Stufe von 24-Methylendihydrolanosterol oder – im Fall der Allylamine – auf eine Hemmung der Umwandlung von Squalen zu Squalenepoxid und damit zu Lanosterol [3].

Im Vergleich zu anderen Azolen hat Bifonazol deshalb eine stärkere fungizide Wirkung auf Pilzzellen und besonders auf Pilzfäden. Außerdem erklären solche Überlegungen zum Wirkungsmechanismus, warum die Wirkung von Bifonazol auf Fadenformen der Dermatophyten, Hefepilze in der Myzelphase und auf Aspergillen ausgeprägter ist als auf die saprophytären Sproßzellen der Hefepilze: die runden Sproßzellen der Hefepilze benötigen viel weniger Ergosterol zu ihrem Membranaufbau als die langen fadenförmigen Hyphen, bei denen sogar ein unbedeutender Ergosterolmangel unweigerlich zu physiologisch weitreichenden Membranschädigungen führt.

Tabelle 2 zeigt das Ausmaß der Ergosterolsynthesehemmung bei *T. mentagrophytes* und *C. albicans* unter identischen experimentellen Bedingungen mit Bifonazol, Clotrimazol und dem Allylamin-Derivat Naftifin. Aus diesen Ergebnissen kann man ersehen, daß der Doppeleffekt von Bifonazol eine substantiell stärkere Hemmung der Ergosterolsynthese bewirkt – insbesondere in sehr niedriger Konzentration von 1 ng/ml bei Dermatophyten – als dies die Monoeffekte von Clotrimazol und Naftifin vermögen.

Tabelle 2. Hemmung der Ergosterol-Synthese bei *Trichophyton mentagrophytes* und *Candida albicans* durch Bifonazol, Clotrimazol und Naftifin

Wirkstoff	µg/ml	Hemmung der Ergosterol-Synthese verglichen mit Kontrollkulturen	
		Trichophyton mentagrophytes %	*Candida albicans* %
Bifonazol	0,001	44	0
	0,1	92	12
	1	kein Wachstum	87
	2	kein Wachstum	kein Wachstum
Clotrimazol	0,001	24	0
	0,1	52	22
	1	kein Wachstum	90
	2	kein Wachstum	kein Wachstum
Naftifin	0,001	0	0
	0,1	48	5
	1	kein Wachstum	10
	2	kein Wachstum	18

Die verstärkte fungizide Wirkung von Bifonazol auf Pilzzellen infolge dieses Doppeleffektes kann mittels einer neuen, in unserem Labor entwickelten Testmethode ohne weiteres nachgewiesen werden (Abb. 5). Dermatophyten können normal wachsen, wenn sie auf sterile Zellophanmembranen, die in Petrischalen auf Kimmig-Agar liegen, überimpft werden. Die für das Wachstum notwendigen Nährstoffe werden durch Kapillarkräfte aus dem Substrat durch die Membran und in die Zellen aufgenommen. Kolonien von Dermatophyten und Hefepilzen, die so auf Membranen gewachsen sind, können mehrmals aus dem Nährmedium entnommen und auf andere Medien übertragen werden. Wenn man sie z.B. auf einem Medium ohne wirksame Substanz über 24–48 h wachsen läßt und die Membranen dann zusammen mit ihren Kolonien auf Medien mit antimykotisch wirksamen Substanzen überträgt, werden die pathogenen Keime auch wirksame Substanzen aus diesen Medien aufnehmen. Wenn die Kolonien, die

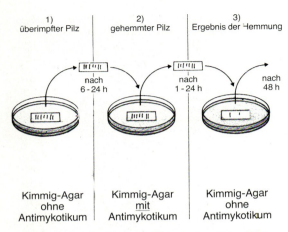

Abb. 5. Zellophan-Membran-Test zur fungiziden Wirksamkeit

über 6 bis 24 h einer wirksamen Substanz ausgesetzt waren, dann wiederum auf ein von Antimykotikum freies Nährmedium übertragen werden, kann man beobachten, daß das Pilzwachstum nach dieser Expositionszeit aufhört; d. h. es tritt ein fungizider Effekt auf. Die Konzentrationen von Bifonazol lagen zwischen 0,5 und 5 µg/ml Nährlösung (Abb. 6).

Kinetik der Bindung an die Pilzzelle

Eine interessante Erklärung für die gute therapeutische Wirksamkeit von Bifonazol bei Dermatophytosen ergab sich aus den Untersuchungen mit radioaktiv markiertem Bifonazol und Clotrimazol zur Kinetik der Bindung der Wirksubstanzen an die Pilzzellen [3, 4, 14].
Bei diesen Versuchen wurden die Konzentrationen der radioaktivmarkierten Substanzen in und an den Pilzzellen als eine Funktion der Expositionszeit gemessen, die von 1 bis 60 min reichte. Diese Versuche führten zu folgenden Ergebnissen:

Verfahren:
24-h-Inkubation
in Medium mit Wirkstoff
(0,5–5 μg/ml)
50–100 CFU's

↓

Übertragung auf
wirkstofffreies Medium
und 72 h Bebrütungszeit

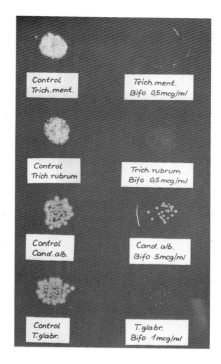

Abb. 6. Zellophanmembran-Versuche mit Bifonazol und *T. mentagrophytes; T. rubrum; C. albicans; T. glabr*

1. Bifonazol wurde schneller in die Zellen aufgenommen bzw. an die Zellen gebunden als Clotrimazol
2. die maximale Aufnahme der Wirksubstanz wurde in beiden Fällen bereits nach einer Expositionszeit von 20–30 min erreicht.

Weitere Studien zeigten, daß Bifonazol, einmal von den Pilzzellen aufgenommen, dort über 100–120 h verbleibt und während der gesamten Zeit kontinuierlich die Ergosterol-Synthese blockiert oder unterdrückt. Dieses experimentelle Ergebnis wurde in vivo beim experimentellen Meerschweinchen-Trichophytose-Versuch bestätigt. Meerschweinchen wurden in herkömmlicher Weise mit einer Sporensuspension von *T. mentagrophytes* (nach Anzüchtung durch 24stündige Vorinkubation), auf den geschorenen Hautstellen am Rücken infiziert. Die Tiere wurden am 3. Tag post inf. mit 1%iger Bifonazol- bzw. Econazol-Creme lokal behandelt. Nach 5, 15 und 30 min wurden die Wirksubstanzen sorgfältig mit einer warmen Seifenlösung abgewaschen und der nachfolgende Infektionsverlauf über weitere 10 Tage beobachtet.

Die Ergebnisse, die wir mit Bifonazol nach 5minütiger Exposition der Infektionsstelle erzielt haben, werden in den Abbildungen 7 und 8 dargestellt: Während bei den Kontrolltieren der Zustand am 14. Tag post inf. gänzlich manifestiert war – wie es gewöhnlich der Fall ist – wiesen die mit nur für 5 Min. mit Bifonazol behandelten Tiere sogar 14 Tage später keine Zeichen einer Infektion auf. Ein ähnliches Bild wurde von Gip bei Patienten mit Trichophytie nach Bifonazol-Therapie beobachtet [8]. Mit Econazol war eine Expositionszeit von 30 Min. notwendig, um die gleiche Wirkung zu erzielen.

Verminderung der Virulenz

Diese experimentellen Ergebnisse zeigen weitere interessante Wirkungsweisen von Bifonazol und Clotrimazol bei Infektions-

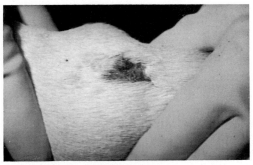

Abb. 7. Meerschweinchen-Trichophytie, verursacht durch *T. mentagrophytes*. Unbehandeltes Tier am 14. Tag post inf.

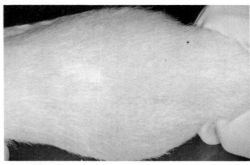

Abb. 8. Meerschweinchen-Trichophytie, verursacht durch *T. ment.* am 14. Tag post inf. Das Tier wurde am 3. Tag post inf. 5 Min. lang mit Bifonazol-Creme behandelt.

prozessen auf, die nach Kontamination von Makroorganismen durch pathogenen Pilzzellen ablaufen müssen, um die Infektion zu bewirken. Obwohl diese Entwicklungsstufen einer Pilzinfektion nur bei der Vaginalmykose durch Candida-Arten aus der von Hawkins und Farrell in den letzten 3 Jahren geleisteten Arbeit bekannt sind, nehmen wir für unsere weiteren Experimente an, daß vergleichbare Mechanismen für Infektionen der Haut und innerer Organe gelten. Die nachstehend dargestellten Ergebnisse sind daher von allgemeiner Bedeutung für das Verständnis der Wirkung von Bifonazol [6].
Nach der Kontamination des Vaginallumens mit Candida-Sproßzellen haften die Pilze an den vaginalen Epithelzellen. Sie bilden dann Keimschläuche, die sich zu Myzelien verlängern. Diese Myzelform ist es, die schließlich in die vaginalen Epithelzellen eindringt. Erst durch diesen Schritt ist das Stadium der Infektion erreicht und die Symptomatik wird klinisch sichtbar [6] (Abb. 9).
Wenn große Mengen von *Candida albicans*-Zellen ($> 10^7$/ml) in einem flüssigen Nährmedium mit jeweils 1, 2 oder 4 µg Bifonazol oder Clotrimazol pro ml über 4 bis 24 h behandelt und die Erreger

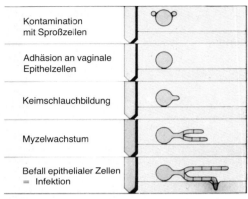

Abb. 9. *Candida albicans,* Mechanismus der Infektion am Makroorganismus mit den einzelnen Schritten von der Kontamination bis zur Infektion

danach heraus gefiltert, ausgewaschen und auf ein Nährmedium ohne Wirksubstanz übertragen werden, so zeigen die *C. albicans*-Zellen – obwohl noch reproduktionsfähig – charakteristische morphologische Veränderungen [1, 2, 12]. Während Proben aus unbehandelten Kontrollkulturen ein Normalbild einzelner Sproßzellen unter dem Mikroskop aufweisen, zeigen sich die vorbehandelten Erreger als große Zellkonglomerate, deren Einzelzellen sich aufgrund des durch Azole induzierten Ergosterol-Mangels nicht mehr teilen können. Solche Zellkonglomerate können sich nicht mehr an Zellen des Makroorganismus anheften; auf diese Weise wird der erste Schritt, von der Kontamination zur Infektion, die Adfäsion durch die Azol-Wirkung auf die Pilze gehemmt. Im menschlichen Serum bildet *C. albicans* bei 37 °C innerhalb von 3–6 h Keimschläuche. Pilzzellen, mit Bifonazol und Clotrimazol vorbehandelt, weisen unter identischen experimentellen Bedingungen keinerlei Keimschlauchbildung auf – die obengenannten Zellkonglomerate sind die einzig sichtbaren Zeichen von Aktivität [12, 14]. Daher wird als Ergebnis der Azolwirkung auf die Erreger auch der zweite Schritt des Infektionsprozesses blockiert.

Wird *C. albicans* bei 37 °C in einem Eagle-Medium, mit einem Zusatz von foetalem Kälberserum gezüchtet, so weisen die Erreger die typische Umwandlung von Sproßzellen in Myzelien auf, die als die parasitäre Form von *Candida* betrachtet werden. Im Gegensatz zu den unbehandelten Kontrollzellen bilden die mit Bifonazol vorbehandelten Zellen nur wenige kurze, beschädigte Myzelfortsätze aus. Hier zielt die Wirkung der Azole auf *Candida*-Zellen auf den dritten Schritt der Infektionskette, der effektiv gehemmt wird [12].

Diese Hemmung der individuellen Infektionsprozesse nach Kontamination des Makroorganismus durch einen Pilz – die über eine direkte antimikrobielle Wirkung der Azole hinausgeht – hat auch bestimmte Parallelen im in vivo Versuch. Zellen von *C. albicans*, vorbehandelt wie o. a. mit Bifonazol und Clotrimazol, werden zur Infektion von Mäusen durch intravenöse Injektion von $1-3 \times 10^6$ Zellen/Tier verwendet. Mäuse, die mit einer gleichen Anzahl unbehandelter Candida-Zellen infiziert wurden, dienen als Kontrollgruppe [12]. Während die Kontrolltiere aufgrund der *Candida*-Infektion innerhalb von 8 Tagen starben – wie es normalerweise der Fall ist – überlebten mehr als 90% der mit vorbehandelten Zellen infizierten Tiere. Das Ergebnis zeigt deutlich, daß die infektiöse Virulenz von Pilzzellen nach Einwirkung von Azolen entscheidend vermindert ist, weil wesentliche Stufen des Infektionsprozesses durch die Wirkung der Azole gehemmt worden sind. In diesem Hemmprozeß besitzt Bifonazol eine stärkere Wirkung als Clotrimazol auf das Zellwachstum, d. h. unter dem Einfluß von Bifonazol werden mehr und größere Zellkonglomerate gebildet, während Clotrimazol eine stärkere Hemmung der Keimschlauchbildung verursacht. Bei der Suppression der Myzelbildung sind beide Substanzen gleichermaßen wirksam [12].

Schlußfolgerungen

Diese neueren Ergebnisse belegen, daß die bekannten therapeutischen antimykotischen Wirkungen von Bifonazol und anderer Azole wie Clotrimazol auf einer Vielzahl komplexer Faktoren basieren. Bifonazol weist eine primär antimykotische Wirkung gegen pathogene Pilze auf. Innerhalb der methodisch bedingten Grenzen kann dieser Primäreffekt in In-vitro-Experimenten gemessen und als die MHK ausgedrückt werden. Zusätzlich zu dieser unmittelbaren Wirkung auf das Myzelwachstum und die Teilungskapazität begründet sich die therapeutische Wirksamkeit der Azole auf ihre spezifischen Mechanismen auf die Sterolsynthese sowie durch ihre Kinetik der Bindung an die Zelle. Die Umwandlung der Pilze von ihren saprophytären in die parasitären Formen beinhaltet Vorgänge, die zur Entwicklung einer Infektion führen.

Die Wirkung der Azole auf den Infektionsprozeß ist für die therapeutsche Wirksamkeit einer aktiven Substanz ebenso entscheidend wie MHK-Werte und pharmakokinetische Eigenschaften, kann aber durch die klassischen In-vitro-Aktivitätsnachweise nicht aufgezeigt werden. Bifonazol ist daher ein Beispiel dafür, daß zusätzlich zu den klassischen Methoden neue Testverfahren entwickelt werden müssen, um eine differenzierte Betrachtungsweise und Bewertung der therapeutischen Wirksamkeit neuer Antimykotika zu ermöglichen.

Literatur

1. Barug D, DeGroot C, Samson RA (1983) Electron microscopic studies of *Candida albicans* and *Torulopsis glabrata* after in vitro treatment with bifonazole. In: International congress on chemotherapy XIII, Wien, 101–104
2. Barug D, Samson RA, Kerkenaar A (1983) Microscopic studies of *Candida albicans* and *Torulopsis glabrata* after in vitro treatment with bifonazole. Light and scanning electron microscopy. Arzneimittelforsch 33 (4): 528–537
3. Berg D, Plempel M (1984) Bifonazole, a biochemist's view. In: International symposium on bifonazole, Copenhagen 1984. Dermatologica 169 (Supplement 1): 3–9
4. Berg D, Regel E, Harenberg HE, Plempel M (1984) Bifonazole and clotrimazole. Their mode of action and the possible reason for the fungicidal behaviour of bifonazole. Arzneimittelforsch 34 (I): 139–146

5. Espinel-Ingroff A, Shadomy S (1985) In vitro studies with six topical antifungal agents. In: Congress of the international society for human and animal mycology IX (Abstracts), Atlanta
6. Farrell SM, Hawkins DF (1983) Scanning electron microscopy studies on *C. albicans* invasion of cultured human epithelial cells. Sabouraudia 21: 251–254
7. Gip L (1985) The effect of subinhibitory concentrations of bifonazole on the morphology of *Trichophyton rubrum*. In: Congress of the international society for human and animal mycology IX (Abstracts), Atlanta
8. Gip L, Gip C (1984) Screening test method for the determination of the in vitro activity of topical antimycotics. Mykosen 27 (7): 348–354
9. Kaneto H, Takahashi M (1984) General pharmacological properties of bifonazole and its decomposition products and by-products. Pharmacometrics 27 (5): 885–897
10. Lücker PW, Beubler E, Kukovetz WR, Ritter W (1984) Retention time and concentration in human skin of bifonazole and clotrimazole. In: International symposium on bifonazole, Copenhagen. Dermatologica 169 (Supplement 1): 51–55
11. Osumi M, Yamada N, Yamada Y, Yamaguchi H (1984) The effect of bifonazole on the structure of *Trichophyton mentagrophytes*. In: International symposium on bifonazole, Copenhagen. Dermatologica 169 (supplement 1): 19–31
12. Plempel M, Berg D (1984) Reduction of the in vivo virulence of *Candida albicans* by pretreatment with subinhibitory azole concentrations in vitro. In: International symposium on bifonazole, Copenhagen. Dermatologica 169 (supplement 1): 11–18
13. Plempel M, Regel E, Buechel KH (1983) Antimycotic efficacy of bifonazole in vitro and in vivo. Arzneimittelforsch 33 (I): 517–524
14. Rumler W, Heins J (1985) Inhibition of *Candida albicans* germ tube formation by clotrimazole and bifonazole. In: International congress on chemotherapy XIV, Kyoto, p 64 ff
15. Shadomy S, Dixon DM, May R (1982) A comparison of bifonazole (BAY h 4502) with clotrimazole in vitro. Sabouraudia 20 (4): 313–323
16. Shadomy S, Dixon DM, May R, Shadomy BL (1982) In vitro and in vivo activity of bifonazole. In: International antifungal symposium on bifonazole, Tokyo, Excerpta Medica Amsterdam 1982 pp 18–28
17. Takahasi Y, Tamura H, Shioyama C (1984) Physicochemical properties and stability of bifonazole (BAY h 4502). Iyakuhin Kenkyu 15 (3): 438–447
18. Uchida K, Yamaguchi H (1984) Assessment of in vivo activity of bifonazole against dermatophytic infection in guinea pigs on the basis of the amount of a specific fungal cell wall component chitin in the infected skin. In: International symposium on bifonazole, Copenhagen. Dermatologica 169 (supplement 1): 47–50

19. Uchida K, Yamashita S, Yamaguchi H (1984) Therapeutic effect of bifonazole, a topical imidazole antimycotic agent, on experimental *Trichophyton mentagrophytes* infection. Chemotherapy (Tokyo) 32 (11): 842–854
20. Yamaguchi H, Hiratani T, Plempel M (1983) In vitro studies of an new imidazole antimycotic, bifonazole, in comparison with clotrimazole and miconazole. Arzneimittelforsch 33 (I): 546–551

Keratinolytische Aktivität von *Trichophyton mentagrophytes*

J. Abbink, M. Plempel und *D. Berg*

Bayer AG, 5600 Wuppertal 1, BRD

Zusammenfassung

Trichophyton mentagrophytes bildet extrazelluläre, keratinolytische Proteasen mit ausgeprägter Substratspezifität. Die beiden identifizierten Enzyme haben ein Molekulargewicht von 80 bzw. 200 Kilodalton (Bestimmung mittels SDS-Porengradient-Gelelektrophorese). Der isoelektrische Punkt des Hauptenzyms liegt bei 6,7; das pH-Optimum für die Meerschweinchenhaarlyse beträgt 7,5. Bifonazol wirkt auf die In-vitro-Proteinsekretion im Nanogrammbereich. Der In-vitro-MHK-Spiegel liegt weit höher (20 ng/ml gegenüber 0,25 – 2 µg/ml MHK). Sogar bei 0,6 – 0,8 ng/ml Bifonazol war die In-vitro-lytische Aktivität im Vergleich zur unbehandelten Kontrollgruppe noch um 50% vermindert.

Einführung

Dermatophyten und bestimmte myzelbildende Candida-Spezies können als biphasische Pilze bezeichnet werden. Das heißt, es gibt morphologisch und biochemisch-physiologisch markante Unterschiede in ihren Wachstumsformen, abhängig von den Kulturbedingungen, saprophytär in vitro einerseits und parasitär in vivo andererseits. Die morphologische Änderung bei *Candida albicans* von der saprophytären Sproßzellform in die parasitäre Myzelform ist wohl bekannt. Trichophyton-Spezies weisen ebenso in vitro unter parasitären Kulturbedingungen charakteristische, morphologische Veränderungen auf – z. B. auf Nährmedien, die menschli-

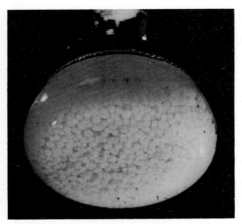

Abb. 1. *Trichophyton mentagrophytes,* auf einem Pepton-Komplett-Nährmedium gezüchtet

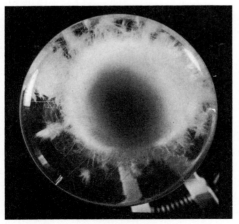

Abb. 2. *Trichophyton mentagrophytes,* auf einem Nährmedium mit Meerschweinchenhaar als Stickstoffquelle sowie Glukose und Glyzerin

Tabelle 1. Vergleich des Ergosterolgehaltes in der Zellmembran von *Trichophyton mentagrophytes* unter verschiedenen Kulturbedingungen

Medium	Δ7,22-Ergosta-dienol	Ergo-sterol	Δ5-Ergo-sterol	Δ5,8-Ergosta-dienol −3	Σ FE
Kimmig NL	11,6	46,4	9,1	32,9	412
Glycerin NaCl Glucose Meerschweinchenhaare		91,1	8,9		220
Agar + Membran	14,2	58,6	6,7	20,3	115

ches oder tierisches Haar oder Hautkeratin als einzige Stickstoffquelle enthalten. Die Abbildung 1 zeigt *Trichophyton mentagrophytes* in einer Schüttelkultur auf einem Pepton-Komplett-Nährmedium, und die Abbildung 2 zeigt *T. mentagrophytes* auf einem Nährmedium, das Meerschweinchenhaar als einzige Stickstoffquelle und zusätzlich Glucose und Glyzerin enthält.
Abgesehen von diesen morphologischen Unterschieden gibt es auch noch biochemische Veränderungen, die sowohl die Membranstruktur als auch die Enzymproduktion betreffen. Tabelle 1 zeigt einen Vergleich des Ergosterolgehaltes in der Zellmembran von *T. mentagrophytes* unter drei verschiedenen Kulturbedingungen:
1. Kultur in einer saprophytären Submerskultur
2. unter parasitären und
3. unter superfiziellen, semiparasitären Bedingungen.

Parasitär wachsende Hyphen von *T. mentagrophytes* enthalten ungefähr doppelt soviel Ergosterol in ihren Zytoplasmamembranen wie Zellen, die auf saprophytären Submerskulturen angelegt werden, was die besondere Bedeutung von Ergosterol für die parasitäre Form andeutet.

Antimykotika, die die Ergosterolbiosynthese hemmen – wie z. B. die Azole im allgemeinen und besonders Bifonazol – können daher in vivo wachsende Dermatophyten besser hemmen als es In-vitro-Tests bei saprophytär wachsenden Organismen erwarten lassen würden.

Aus der Literatur ist bekannt, das Dermatophyten unter konventionellen In-vitro-Testbedingungen nur unspezifische Ektoproteasen bilden [1–3]. Läßt man sie jedoch auf Haut- oder auf Haarkeratin wachsen, wird die Synthese und Exkretion eines oder mehrerer spezifischer keratinspaltender Enzyme induziert. Wir konnten das keratinolytische Hauptenzym aus Haarkulturen von *T. mentagrophytes* isolieren. Bei der SDS-Porengradient-Elektrophorese beträgt das Molekulargewicht 200 Kilodalton. Der isoelektrische Punkt dieses Enzyms ist 6,7, das pH-Optimum für die Lyse von Meerschweinchenhaaren beträgt 7,5. Die Sekretion dieser keratinolytischen Protease in der Haarkultur von *T. mentagrophytes* und ihre Konzentration in der Nährflüssigkeit hängt von der Inokulumgröße des Pathogens und der Fermentationszeit ab. Die Ergebnisse deuten darauf hin, daß die keratinolytische Enzymaktivität im Verlauf von Dermatophyteninfektionen der Haare und der Haut eine wesentliche Pathogenetische Rolle spielt.

Zusammenfassung

Es ist interessant, daß Bifonazol eine deutliche Wirkung auf die Sekretion dieses spezifischen keratinolytischen Enzyms in Haarkulturen von *T. mentagrophytes* im Nanogrammbereich aufweist. Der MHK-Wert gegen den saprophytären Pilz liegt unter normalen In-vitro-Testbedingungen weit höher (Abb. 3). Im Haarkulturmedium mit einer Bifonazolkonzentration von 0,6–0,8 ng/ml war die keratinolytische Enzymaktivität um 50% vermindert, und bei 20 ng/ml um nahezu 100% im Vergleich zum binofazolfreien Medium. Die Hauptursachen für die klinische antimykotische Wirksamkeit von Bifonazol sind:
– direkte antimykotische Wirkung
– Verminderung der Pilzvirulenz mit subinhibitorischen Konzentrationen in vivo

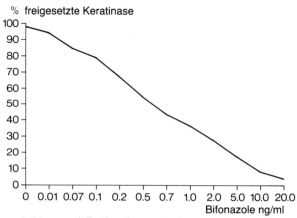

Abb. 3. Bifonazolwirkung auf die Keratinasesekretion

– Einfluß auf die Sekretion keratinolytischer Enzymaktivität bei Dermatophyten.

Zusätzlich zur direkten antimykotischen Aktivität des Wirkstoffes und seiner Fähigkeit, die in In-vivo-Virulenz der Pilze sogar bei subinhibitorischen Konzentrationen zu reduzieren, kann dieser Effekt auf die Sekretion keratinolytischer Enzyme eine dritte wichtige Ursache für die klinische Wirksamkeit von Bifonazol sein.

Literatur

1. Negi M, Tsuboi R, Matsui T, Ogawa H (1984) Isolation and characterisation of proteinase from *Candida albicans:* substrate specificity. J Invest Dermatol 83 (1): 32–36
2. Takiuchi I, Higuchi D, Yoshihiro S, Koga M (1982) Isolation of an extracellular proteinase (keratinase) from *Microsporum canis.* Sabouraudia 20: 281–288
3. Yu RJ, Harmon SR, Wachter PE, Blank F (1969) Amino acid composition and specificity of a keratinase of *Trichophyton mentagrophytes.* Arch Biochem Biophys 135: 363–370

Untersuchungen zur entzündungshemmenden Wirkung von Bifonazol

H. Petri, H. Tronnier und *P. Haas*

Dermatologische Abteilung, Städtische Krankenanstalten, Beurhausstraße 40, 4600 Dortmund, BRD

Zusammenfassung

Das Imidazolderivat Bifonazol besitzt als Azolantimykotikum ein breites und charakteristisches Wirkspektrum. Der Wirkmechanismus der Substanz beruht auf der azolspezifischen Hemmung der Ergosterolbiosynthese und führt zu einem negativen Effekt auf die Synthese der Zytolplasmamembran der Pilzzellen. In vitro- und in vivo-Tests zeigen eine ausgesprochene fungizide Wirkung auf Dermatophyten und eine intradermale Aktivität von 50–60 Stunden, während sich Bifonazol in der klinischen Anwendung insbesondere gegenüber exsudativen Tinea-Formen als gut wirksam erwies. Das Ziel dieser Studie war es daher, eine mögliche entzündungshemmende Wirkung des Bifonazol aufzuzeigen. In einer nicht kontrollierten Studie wurde mit Histamin bei 10 Personen eine allergische Reaktion induziert, bei denen ein Hautareal von 28 cm^2 2 h und 2 und 12 h zuvor mit Bifonazol, Hydrokortison 1% und Bifonazolcremegrundlage vorbehandelt worden war; Histamin wurde ebenfalls auf einem nicht behandelten Kontrollhautstück appliziert. Nach 15, 30, 60 und 90 min wurden Quaddeln- und Erythemausdehnung planimetrisch ausgewertet.
Im Histaminquaddeltest wiesen Bifonazol und Hydrokortison 1% eine enzündungshemmende Wirkung auf, insbesondere 15 und 30 min nach Auslösen der allergischen Reaktion; die Quaddel- und Erythemfläche war signifikant kleiner als auf den Flächen, die mit der Cremegrundlage behandelt waren oder die unbehandelt blieben. Die zwei verschiedenen Applikationsarten – Vorbehandlung 2 h oder 2 und 12 h vor Auslösung der allergischen Reaktion –

erbrachten keinerlei Unterschiede in der Größe der Quaddeln und des Erythems.
Zusätzliche Untersuchungen, wie z. B. Vasokonstriktions- und UV-Erythem-Tests zur Auswertung der entzündungshemmenden Wirkung von Bifonazol werden gegenwärtig in unserer Klinik ausgeführt. Wir werden direkt nach Bekanntwerden der ersten Resultate darüber berichten.

Einleitung

Die Zahl der Patienten mit Dermatomykosen steigt ständig; die Prävalenzrate dieser Pilzkontamination wird in Europa und Nordamerika mit 20–30% angegeben. Normalerweise ist es die Behandlung der Dermatomykosen noch eher als ihre Diagnostik, die viele Schwierigkeiten mit sich bringt, da auch der Faktor der Compliance dabei eine wesentliche Rolle spielt.
In klinischen Studien mit Bifonazol beobachtete z. B. Meisel eine rasche Linderung des Juckreizes – als Phänomen, das eine zusätzliche entzündungshemmende Wirkung des Bifonazol vermuten läßt [6]. Aufgrund der Befunde, die man bei experimentell induzierter Trichophytose beim Meerschweinchen erhielt, berichtete Plempel über einen frühen antiexsudativen Effekt. Nach nur einmaliger Bifonazolapplikation ließ sich innerhalb von 24 h ein starker Rückgang der Entzündungssymptomatik feststellen. Dieser Befund ist offenbar nicht allein auf die gegen die Krankheitserreger gerichtete Wirkung zurückzuführen. Diese Beobachtungen veranlaßten uns, eine Studie mit der Absicht durchzuführen, die mögliche antiphlogistische Wirkung des Bifonazol anhand des Histaminquaddeltests – einem experimentellen Entzündungsmodell – nachzuweisen.

Patientengut und Methode

In einer nicht kontrollierten Studie mit intraindividueller Vergleichsbehandlung wurde bei 10 Probanden durch Histamin eine

allergische Reaktion provoziert, und zwar mit einer 2 h und 2 und 12 h zuvor erfolgten Behandlung einer 28 cm² großen Hautfläche mit 0,5 ml Bifonazol, 1% Hydrokortison, Bifonazolcremegrundlage und einer Leerfeldkontrolle.
Danach wurde nach Ablauf der Einwirkzeiten 0,01 ml Histamin (1:10000) intrakutan mittels einer Tuberkulinspritze in die Zentren der Applikationsstellen injiziert. Nach 15, 30, 60 und 90 min wurde die Ausdehnung der Quaddeln und des Erythems mit einem Tamaya-Digitalplanimeter, Planix 7, bestimmt. Die auf diese Weise ermittelten Werte wurden als Mittelwert plus Standardabweichung – getrennt nach Vorbehandlung und Zeitintervall – festgehalten. Die Varianzanalyse wurde aufgrund der nach 15 und 30 min durchgeführten Bestimmungen erstellt; im Falle signifikanter therapeutischer Wirkung ($P = 0,05$) wurden Tests nach Newmann und Keuls angeschlossen.

Ergebnisse

Ermittlung der Quaddelgröße

Tabelle 1 zeigt deutlich, daß 15 min nach Histaminreiz die Quaddelgröße der mit Bifonazol (1,22 cm²) und Hydrokortison (1,20 cm²) behandelten Hautareale im Verhältnis zur Zeit deutlich klei-

Tabelle 1. Quaddeltest (Fläche in cm²)

	Bifonazol	Cremegrund-lage	Hydrokortison	unbehandelt
15 min $\bar{x} \pm s$	1,22 ± 0,29	1,38 ± 0,28	1,20 ± 0,16	1,42 ± 0,28
30 min $\bar{x} \pm s$	1,09 ± 0,22	1,35 ± 0,25	1,13 ± 0,21	1,41 ± 0,31
60 min $\bar{x} \pm s$	0,89 ± 0,21	1,04 ± 0,31	0,92 ± 0,28	1,18 ± 0,28
90 min $\bar{x} \pm s$	0,54 ± 0,38	0,59 ± 0,43	0,56 ± 0,40	0,77 ± 0,49

ner waren als in den Vergleichsflächen, nämlich denjenigen, die mit Cremegrundlage vorbehandelt waren oder die unbehandelt blieben; diese Größenreduktion setzte sich bis zur 30. Minute fort. Zum Ende des Beobachtungszeitraumes (90 min) waren keine Unterschiede mehr nachweisbar, weder generell noch zwischen den zwei zu verschiedenen Zeiten vorbehandelten Gruppen. Es gab keine gruppenbezogenen oder gruppen- und x-bezogenen therapeutischen Wirkungen.

Ermittlung der Erythemgröße

Tabelle 2 zeigt die Reduktion der Erythemgröße im Verhältnis zur Zeit, insbesondere die geringere Ausdehnung in den Arealen, die mit Bifonazol (16, 63 cm^2) und Hydrokortison (15,80 cm^2) vorbehandelt waren im Vergleich mit den Flächen, die mit Cremegrundlage (19,50 cm^2) behandelt waren und jenen, die als Kontrollfläche unbehandelt blieben (19,22 cm^2).

Signifikante Unterschiede zwichen einer Vorbehandlung 2 h oder 2 und 12 h vor der Studie konnten weder hinsichtlich der Quaddelgröße noch der Erythemgröße in den Behandlungsgruppen festgestellt werden. Quaddel- und Erythemgröße erwiesen sich bei den mit Bifonazol und 1% Hydrokortison vorbehandelten Arealen als signifikant geringer – insbesondere 15 und 30 min nach

Tabelle 2. Erythemtest (Fläche in cm^2)

	Bifonazol	Cremegrundlage	Hydrokortison	unbehandelt
15 min $\bar{x} \pm s$	16,63 ± 5,87	19,50 ± 6,05	15,80 ± 5,42	19,22 ± 6,56
30 min $\bar{x} \pm s$	12,68 ± 5,30	15,69 ± 5,37	12,35 ± 5,14	15,60 ± 5,64
60 min $\bar{x} \pm s$	4,41 ± 4,07	6,24 ± 5,62	3,75 ± 3,73	7,07 ± 5,56
90 min $\bar{x} \pm s$	0 ± 0	0,34 ± 1,08	0 ± 0	0,45 ± 1,42

Histaminreiz – im Vergleich zu den mit Cremegrundlage behandelten und den unbehandelten Flächen. In dem vorliegenden Testmodell war die antihistaminerge bzw. antiphlogistische Wirkung des Bifonazol mit derjenigen des Hydrokortisonpräparates vergleichbar.

Diskussion

Die breite antimykotische Wirksamkeit des Bifonazol ist in zahlreichen Untersuchungen belegt [1, 2, 3, 9, 10]. Der rasch einsetzende juckreizmildernde Effekt des Bifonazol in der Klinik läßt eine primär entzündungshemmende oder antihistaminerge Wirkung der Substanz vermuten; solch eine Wirkung würde für den erreichbaren Grad an Patientencompliance von Bedeutung sein. In den von Döring et al. [4, 5] durchgeführten klinischen Studien wurden mit Bifonazol bei Akne rosacea und soborrhoischem Ekzem vielversprechende Erfolge erzielt. Neben der fungiziden Wirksamkeit des Mittels könnten entzündungshemmende Eigenschaften von Bifonazol für diese Erfolge verantwortlich sein.

Die Annahme dieses antiphlogistischen Effekts wird durch verschiedene Tierversuche unterstützt [7, 8, 9]. Eine substanzspezifische inhibitorische Wirkung auf die Keratinase, eine entzündungsinduzierendes Enzym, mag hier eine wesentliche Rolle spielen. Darüber berichtete Abbink (in diesem Band). Selbst niedrige Konzentrationen von 20 ng/ml Bifonazol bewirken eine fast 100%ige Inhibition des keratinolytischen Enzyms.

Unsere Untersuchungen weisen eine signifikante entzündungshemmende bzw. antihistaminerge Wirkung von Bifonazol im Histaminquaddeltest nach, die der Wirksamkeit der hier verwendeten Hydrokortisonkonzentration ähnlich ist. Das experimentelle Entzündungsmodell des Histaminquaddeltests ermöglicht die Durchführung reproduzierbarer quantitativer Vergleichsstudien mit Substanzen, die eine relativ schwache antiphlogistische Wirkung besitzen. Die vorliegenden Ergebnisse scheinen mit den klinischen Beobachtungen zu korrelieren, wie z. B. mit dem raschen Einsetzen des juckreizlindernden Effekts.

Zur Aufklärung antiphlogistischer Eigenschaften des Bifonazol könnten weitere experimentelle Untersuchungen, wie z. B. Vasokonstriktions- und UV-Erythem-Test beitragen; über die Ergebnisse dieser an unserer Klinik durchgeführten Untersuchungen werden wir baldmöglichst berichten.

Literatur

1. Barug D, Bastiaanse HB (1983) An evaluation of the antifungal effect of Bifonazole. Arzneim Forsch/Drug Res 33: 524–528
2. Berg D, Plempel M (1984) Bifonazole, a biochemist's view. Dermatiologica 169: Suppl 1, pp 3–10
3. Datz B, Esche U, Schule ED, Kuhl B (1985) Wirksamkeit von Miconazol- und Bifonazol-Creme bei einmal täglicher Anwendung. Fortschr Med 103, 17: 464–466
4. Döring HF (1984) Treatment of sebopsoriasis – a clinical trial. Dermatologica 169/51/84: 125–134
5. Döring HF, Ilgner M (1982) Externe Therapie der Roazea mit Imidazolderivaten. Vortrag auf der Gemeinschaftstagung der Rhein-Westf. und Südwestdt. Dermatologen
6. Meisel C (1985) Mycosportherapie verschiedener Hautmykosen. Pilze. GIT Suppl. 5 (5): 11–18
7. Plempel M (1986) Persönliche Mitteilung
8. Plempel M, Berg D (1984) Reduction of the in vivo virulence of *Candida albicans* by pretreatment with subinhibitory azole concentration in vivo. Dermatologica 169, suppl 1: 11–18
9. Plempel M, Regel E (1982) Antimycotic properties of the topical azole bifonazole in vivo and in vitro. In: Urabe H, Zaias N, Stettendorf S: International Antifungal Symposium: Bifonazole. Excerpta Medica, Amsterdam, 29–36
10. Reinel D (1985) Lokaltherapie von Dermatomykosen. Z Allgem Med 23: 835–838

Differentialfärbung von Pilzen in klinischen Proben mit fluoreszierendem bleichenden Agens (FBA)

L. Gip

Abt. für Dermatologie, Boras Hospital, S-50115 Boras, Schweden

Zusammenfassung

Es wird über eine praktische und empfindliche modifizierte Kaliumhydroxidpräparation mit einem fluoreszierenden bleichenden Agens* (FBA) berichtet. Ein Objektträger mit KOH wird zunächst mit einem transparenten Streifen beklebt. Nach Reinigung dieses Streifens in sterilem Wasser wird FBA hinzugegeben und die entstandene Verbindung unter dem Fluoreszenzmikroskop untersucht. Die von Haut und Schleimhaut gewonnenen Präparate werden mit ihren Befunden hier vorgestellt.

Einleitung

Wie allgemein bekannt, gibt es eine Vielzahl möglicher Ursachen von einer Hautläsion. Es ist ebenso bekannt, daß die Dermatomykosen fast alle anderen Hauterkrankungen imitieren können, wie z. B. Ekzem oder Erythematodes chronicus discoides. In vielen Fällen wird auch eine Hautläsion, die nicht durch Pilze hervorgerufen wurde, wie z. B. Psoriasis inversa in der Leistenbeuge, in einem „Pilzgebiet" wegen der Lokalisation als Pilzerkrankung behandelt.
Es steht daher fest, daß diagnostische Verfahren einschließlich der mykologischen Untersuchung in vielen Fällen in der dermatologi-

---

* Blankophor P flüssig, Bayer

schen Praxis erforderlich sind. Die Routineverfahren für mykologische Untersuchungen und direkte Tests sind häufig zeitaufwendig, kompliziert und nicht zuverlässig genug, insbesondere wenn sich vereinzelt Hyphen im Präparat befinden. Eine für Pilze spezifische Färbemethode steht noch nicht zur Verfügung.
Durch die Anwendung von Fluorchromen und der Fluoreszenzmikroskopie wurden neue Wege für eine einfache und zuverlässigere Färbemethode eröffnet. Als Fluorochromlösung wurden Akridinorange [7] und Fluoreszenzbleicher (FBA) verwendet [5, 6]. Das hier vorgestellte Verfahren unterscheidet sich von den früheren in der Hinsicht, daß ein transparenter Klebestreifen sowohl für die Probenentnahme als auch für den KOH-Objektträger und schließlich auch für die Färbung mit der Fluorochromlösung verwendet wird. Befunde erhält man von Untersuchungen an Haut genauso wie von Schleimhäuten.

Verfahren

Für die Probengewinnung der äußeren Hautveränderungen wurde transparentes ultradünnes Scotch Tape 850 (3M, Los Angeles, Kalifornien) verwendet. Die Hautoberflächenprobe wird entnommen, indem man den Streifen auf die Haut legt und ihn mit einem sterilen Spatel andrückt, um eine intensive Berührung zu erzeugen. Nach Abziehen wird der Streifen mit der haftenden Seite nach unten auf einen sterilen Objektträger gelegt und mit einer 30%igen KOH-Lösung übergossen. Dann wird der Objektträger durch mehrfaches Schwenken über einer Flamme bis zum Sieden schwach erhitzt. Der so vorbereitete Streifen wird daraufhin vom Objektträger entfernt und nach Reinigung in sterilem Wasser auf einen weiteren Objektträger gedrückt, der zuvor mit 0,1 ml einer 23%igen wäßrigen FBA-Lösung präpariert wurde. Die Stilbenverbindung „Blanophor P flüssig" von BAYER wird als FBA verwendet.
Schließlich wird das Präparat mit dem gefärbten infizierten Streifen und Objektträger zwischen Filterpapier gepreßt, um restliche Luftblasen und Flüssigkeit zu entfernen. Jetzt ist das Präparat zur

Untersuchung unter dem Fluoreszenzmikroskop bereit. Bei der Mikroskopie sollte der Sperrfilter Fluoreszenzlicht mit einer Wellenlänge von mehr als 590 nm durchlassen. Wir verwenden ein ZEISS-Standardmikroskop mit dem Epifluoreszenzkondensor IV F1, das ZEISS-Filterset Nr. 15 (Anregungsfilter BP 546/12 und Sperrfilter LP 590) und den chromatischen Strahlensplitter FT 850. Für Proben von Schleimhäuten oder nässenden Läsionen sollte man einen Wattetupfer zur Probeentnahme verwenden. Der Abstrich wird dann auf einem mit einer 30%igen KHO-Lösung präparierten Objektträger aufgebracht und erhitzt. Der Objektträger wird mit einem Streifenstück bedeckt. Erhitzen des Präparates und Färbung des Streifens erfolgt wie oben beschrieben.

Es wurden insgesamt 46 Präparate (38 von oberflächlicher Haut und 8 von Schleimhäuten oder nässenden Läsionen) mit der FBA-Methode und der KOH-Präparation untersucht. Jedes Präparat wurde sowohl unter dem Licht- als unter dem Fluoreszenzmikroskop untersucht, um genaue Daten zu erhalten.

Ergebnisse

Mit beiden Verfahren wurden 46 Präparate untersucht. Pilze wurden mit der FBA-Technik häufiger und schneller identifiziert (45 positiv gegenüber 39 bei direkter Untersuchung). Durch die FBA-Technik war es auch möglich, Pilze mit geringerer Vergrößerung (z. B. × 3,5) sichtbar zu machen, wodurch ein größeres Oberflächenareal gesichtet werden kann im Vergleich zur Vergrößerung mit Objektiv ×10. Die Fluoreszenzmikroskopie zeigte Hyphen mit Septen und Sporen, die sich auf einem schwarzen Hintergrund in brilliantem Hellgrün abhoben. Der Farbstoff wurde von der Pilzzellmembran und den Septen sofort aufgenommen, wodurch eine Befunderhebung direkt nach dem Färbevorgang erfolgen konnte. In den Abbildungen 1–3 werden Fotografien von mit Dermatophyten infizierten Hautschuppen gezeigt, Präparate von Kandidosen oraler und vaginaler Schleimhaut. Gelegentlich vorkommende Textilfasern können leicht von Pilzelementen unter-

Abb. 1. Myzelelemente der *Candida albicans* bei Mundsoor. Bemerkenswert der Kontrast zwischen Hintergrund und Pilzen und septierten Hyphen (Vergr. 1000 : 1)

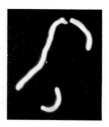

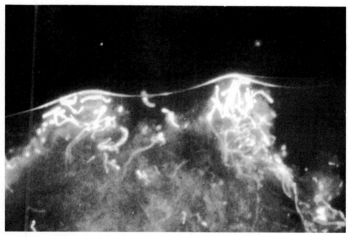

Abb. 2. Myzelelemente und Hefepilze im Abstrich einer Vulvovaginalkandidose (Vergr. 270 : 1)

schieden werden, da die Fasern gleichmäßig angefärbt sind und keine Septen aufweisen.

Diskussion

Das Probenentnahmeverfahren mit Streifen ist im wesentlichen das gleiche wie zur Entnahme von Mikrokulturen, eine sichere und schnelle Methode zur kulturellen Diagnostik [2, 3, 4].

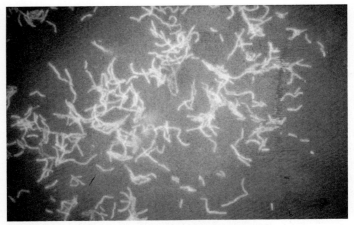

Abb. 3. Trichophyton-rubrum-Infektion unbehaarter Haut

FBA absorbiert bekanntlich UV-Licht und emittiert sichtbares Licht im blauen Bereich des Spektrums. Textilfasern oder Zellulosefasern erscheinen deutlich weiß und, da sie mehr sichtbares Licht emittieren als sie erhalten, erreichen sie eine ausgezeichnete Strukturqualität. Bleichmittel sind somit der Grund dafür, daß Strukturen im UV-Licht leuchten. Pilzzellmembranen enthalten Chitin (N-Acetyl-Monomer). Es besteht eine gewisse strukturelle Ähnlichkeit zwischen Chitin und Zellulose, die erklärt, warum FBA-gefärbte Pilzelemente fluoreszieren, wenn sie unter dem Fluoreszenzmikroskop untersucht werden.

Diese Methode vereinfacht die Diagnose durch den deutlichen Kontrast zwischen schwarzem Hintergrund und hellgrünen Pilzelementen enorm. Es ist mit diesem Verfahren leichter, Pilze in einem Präparat zu bestimmen, als mit der Lichtmikroskopie und Objektträgern, die mit verschiedenen Farbstoffen gefärbt werden [1, 8].

Ebenso vermeidet man mit diesem Verfahren einen großen Nachteil der direkten Untersuchungtechnik mit KOH, nämlich das Auftreten von sog. Mosaikpilzen, die mit einem Pilz verwechselt werden können, wenn die Präparate von unerfahrenem Personal untersucht werden. Dieser sog. Mosaikpilz zeigt sich nicht in FBA-behandelten Präparaten.

Wir glauben, daß das FBA-Verfahren gegenüber den routinemäßig verwendeten KOH Präparaten eine substantielle Sensibilitätssteigerung darstellt, und dies insbesondere für unerfahrene Untersucher.

Der Nachteil liegt allerdings im hohen Preis für das Fluoreszenzmikroskop und in der geringen Lebensdauer der verwendeten Speziallampe, was insgesamt die Anwendung der FBA-Methode limitieren wird.

Literatur

1. Burke WA, Jones BE (1984) A simple stain for rapid office diagnosis of fungus infections of the skin. Arch Dermatol 120: 1519
2. Gip LJ (1977) A new method for the rapid identification of pathogenic fungi on the skin. Curr Ther Res 22: 57
3. Gip LJ (1981) A rapid screening method for the detection of pathogenic fungi on the skin. Mykosen 24: 17
4. Gip LJ (1982) Improved methods for office fungal culture. Int J Dermatol 21: 10
5. Hageage GJ, Harrington BJ (1984) Use of Calcofluor White in clinical mycology. Laboratory Medicine 15: 109
6. Holländer H, Keilig W, Bauer J, Rothemund E (1984) A reliable fluorescent stain for fungi in tissue sections and clinical specimens. Mycopathologia 88: 131
7. Janke D (1950) Zum fluorescenzmikroskopischen Nachweis von Pilzen in der menschlichen Hornschicht. Klin Wochenschr 29: 326
8. Swartz JH, Lamkins BE (1964) A rapid, simple stain for fungi in skin, nail scrapings, and hairs. Arch Dermatol 89: 89

Diskussion nach den Beiträgen von
Dr. Plempel, Dr. Abbink, Dr. Petri und *Dr. Gip*

Tessendorf, Deutschland: Mr. Petri, ich habe eine Frage. Sie sagten, daß Bifonazol eine dem Hydrokortison ähnliche klinische Wirksamkeit aufweist. Haben Sie dieselben Nebenwirkungen beobachtet, z.B. Steroidakne, wenn Sie Bifonazol über einen längeren Zeitraum auf ein seborrhoisches Areal auftrugen, oder ist der therapeutische Effekt gegenteilig, mit anderen Worten, wirkt Bifonazol auf Akne therapeutisch.

Petri, Deutschland: Zunächst muß ich Sie berichtigen. Ich sagte nicht, daß Bifonazol die gleichen entzündungshemmenden Eigenschaften wie Hydrokortison hat. In unserem Modell des Histaminquaddeltests war die Wirkung von Bifonazol mit der Wirkung von Hydrokortison vergleichbar; es liegt jedoch nicht der gleiche Mechanismus vor.

Tessendorf, Deutschland: Mußten Sie Bifonazol über einen längeren Zeitraum auf diesen Arealen applizieren, oder nur für kurze Zeit wie 20 min?

Petri, Deutschland: Nur für relativ kurze Zeit, und von da an beobachteten wir keinerlei Nebenwirkungen.

Panconesi, Italien: Ich will Dr. Petri fragen, ob diese sogenannte entzündungshemmende Wirkung seiner Erfahrung nach nur eine antihistaminerge, also vasodilatorische Wirkung betrifft.

Petri, Deutschland: Ich glaube nicht; wir haben dies schon diskutiert, und vielleicht muß gesagt werden, daß die Wirkung von

Bifonazol auf die Keratinase proteolytisch oder keratinolytisch ist. Die Wirkung in unserem Histaminquaddeltest kann nicht eine Antihistamin- oder entzündungshemmende Wirkung im eigentlichen Sinne sein; vielleicht ist es eine Wirkung auf Entzündungsmediatoren, auf Proteine also, die Entzündungen induzieren. Wir wissen wirklich nicht, was für eine Wirkung es ist, aber wir glauben, daß vielleicht die Proteine und Entzündungsmediatoren auf die gleiche Weise gehemmt oder aufgelöst werden.

Hay, Großbritannien: Sie zeigten einige interessante Befunde hinsichtlich der Verklumpung von Candida mit Bifonazol. Zeigten Sie wirklich die Verklumpung, weil die Zellen zusammenkleben, oder ist es einfach die Tatsache, daß die Keimzellen sich nicht vollständig ausbilden können?

Plempel, Deutschland: Ich glaube, daß die Klumpenbildung infolge der mangelhaften Ergosterolbiosynthese stattfindet und sich die Keimzellen deshalb nicht teilen können; wegen dieser Teilungshemmung entsteht die Verklumpung.

Hay, Großbritannien: Dies hat offensichtlich Folgen, insoweit, als die Anwendung der Substanz zur Prophylaxe in Betracht gezogen wird. Haben Sie diesen Effekt bei anderen Azolen auch beobachtet?

Plempel, Deutschland: All diese Azole haben mehr oder weniger den gleichen Wirkmechanismus. Aber einige Azole haben eine größere Wirkung auf die Verklumpung, andere wirken mehr auf die Keimschlauchbildung, und wieder andere auf die Myzelbildung. So zeigt jedes Azol sein spezifisches Wirkprofil.

Van Ginkel, Niederlande: Ich habe 2 Fragen an Dr. Abbink. Die erste ist, hat Bifonazol irgendeine direkte inhibitorische Wirkung auf die isolierte Protease von Trichophyton mentagrophytes? Und zweitens, können Sie etwas über die biochemische

Natur dieser isolierten Protease sagen? Ist es eine Keratinase? Welche Wirkung haben andere Inhibitoren, wie DFB oder ε-Aminokapronsäure.?

Abbink, Deutschland: Bis zum jetzigen Zeitpunkt haben wir die direkten inhibitorischen Wirkungen von Bifonazol auf die isolierte Keratinase nicht untersucht, weil – und damit komme ich zum zweiten Teil ihrer Frage – wir nicht ganz sicher sind, welche Art von Protease wir isoliert haben. Wir fanden heraus, daß die proteolytische Aktivität des isolierten Enzyms ziemlich spezifisch ist, wenn wir Keratin von verschiedenen Ausgangsmaterialien als Substrat hernahmen, obwohl die allgemeine proteolytische Aktivität im Vergleich zur keratinolytischen Aktivität viel geringer ist. Es ist möglich, daß wir mit der Anwendung von Inhibitoren, die normal z. B. Serumproteine angreifen, dieses Enzym hemmen können. Aber soweit haben wir die Versuche noch nicht durchgeführt. Die hier vorgestellten Ergebnisse waren ziemlich neu.

Van Ginkel, Niederlande: Wenn ich Sie richtig verstehe, hat Bifonazol keine Wirkung auf Kasein oder fibrinähnliche Stoffe wie spezifische Substrate für Proteasen.

Abbink, Deutschland: Wir haben dies noch nicht untersucht, aber soweit wir heute richtig erkennen können, haben wir mehrere Ausgangsmaterialien als Substrate verwendet und fanden eine sehr hohe Aktivität bei spezifischen Keratinen: wir fanden eine geringere Aktivität bei anderen Proteinen, zu denen normale Proteasen eine sehr hohe Affinität zeigen.

Hay, Großbritannien: Kann ich Sie auch noch etwas über das keratinhaltige Medium fragen. Sie zeigten ganz deutliche Unterschiede in der Ergosterolzusammensetzung von Pilzen auf, die auf diesem Medium gewachsen waren. Wie sieht das morphologisch aus; unterscheiden sie sich von denen auf einem anderen Medium gebildeten, insbesondere elektronenmikroskopisch?

Plempel, Deutschland: Wir sehen deutliche morphologische Unterschiede bei Dermatophyten, die auf einem reinen Medium wie Kimmig oder Sabourand wachsen, und bei Pilzen, die auf einem geringerwertigen Medium wachsen, das nur Glukose und Glycerol enthält plus Meerschweinchen-, Menschen-, Katzen- und andere Haare als alleinige Stickstoffquelle. Zum gegenwärtigen Zeitpunkt beobachten wir morphologisch nur makroskopische Unterschiede. Wir haben bis heute keine mikroskopischen oder elektronenmikroskopischen Befunde.

Hay, Großbritannien: Es würde von Interesse sein, zu wissen, ob sie verdickte Zellwände haben, was ja zu erwarten wäre.

Plempel, Deutschland: Außerdem sind wir momentan der Meinung, daß unterschiedliche Dermatophyten verschiedene Enzyme bilden. Das bedeutet, daß z. B. das Enzym von *Trichophyton mentagrophytes* nicht dasselbe ist wie das Enzym von *Trichophyton rubrum.* Deshalb, glaube ich, wird es auf diesem Feld noch sehr interessante Arbeit geben.

Juhlin, Schweden: Ich will Dr. Gip zu seinem ausgezeichneten Verfahren gratulieren, und ich wundere mich, wie gut es für die Untersuchung der Nägel und der dort zu findenden Pilze ist. Haben Sie irgendwelche Spezialtricks oder Wege für die Handhabung. Was sind die Vorteile Ihres Verfahrens im Vergleich zu den einfachen, gewöhnlich verwendeten Methoden?

Gip, Schweden: Der Weg – wir verwenden diese Spezialmethode zur Untersuchung von Pilzinfektionen der Nägel – ist, die Nägel auf einen Objektträger abzuschaben und dann dieses abgeschabte Untersuchungsmaterial mittels eines Streifens zu sammeln. Wir machen mit dieser Technik Fortschritte, wie ich gerade berichtet habe und glauben, daß diese Fluoreszenztechnik besonders wertvoll ist für die Untersuchung von Infektionen, die schwieriger zu erkennen sind. Man benötigt z. B. dieses Verfahren bei der Tinea cruris nicht, wohl aber zur Untersuchung von Pilzinfektionen der Nägel und insbesondere solcher, die von Dermatophyten verursacht werden, besteht Bedarf.

Hay, Großbritannien: Können wir diesen Aspekt erweitern? Ein offensichtliches Problem ist, daß man häufig negative Mikroskopie bei Nägeln betreibt; erhalten Sie mit Ihrer Methode ein signifikant besseres Ergebnis?

Gip, Schweden: Was ich dazu sagen kann, ist, daß meine Erfahrung bei Nagelinfektionen noch nicht sehr groß ist, aber soweit ich weiß, glaube ich, daß diese Methode ein Fortschritt ist, wir arbeiten noch daran. In einem Jahr hoffe ich, viel mehr darüber zu wissen.

Hay, Großbritannien: Glauben Sie, daß der Gebrauch einfach sein wird? Können wir sie alle anwenden oder sind Spezialkenntnisse erforderlich?

Gip, Schweden: Ich glaube, diese Methode ist leicht zu handhaben und nimmt nur einige Minuten in Anspruch; der einzige Nachteil ist der Preis für die Ausrüstung. Dies ist kein Verfahren für Allgemeinmediziner, sondern für Dermatologen und mykologische Labors.

Richardson, Großbritannien: Erstens, Dr. Plempel, nachgewiesenermaßen haben Azolantimykotika eine Vielfalt von inhibitorischen Effekten auf die Funktion neutrophiler Granulozyten. Hat Bifonazol irgendeinen Effekt auf die Aufnahme und Abtötung von Candidazellen, und zweitens, wenn die von Ihnen beschriebene Wirkung von Bifonazol auf die Hemmung von Keimschlauchbildung aber auf eine Bildung von großen Candidazellklumpen hinausläuft, glauben Sie nicht, daß solch große Zellklumpen ein besonderes Problem für die neutrophilen Granulozyten darstellen werden. Sind die Granulozyten in der Lage, solch große Pilzstrukturen aufzunehmen und abzutöten?

Plempel, Deutschland: Als eine Folge der Ergosterolhemmung sehen wir bei Candida und Dermatophyten, daß es eine deutliche Schädigung nicht nur der Membran, sondern auch der Zellwand gibt. Zellen, die Kontakt mit einem Azol hatten, werden von neutrophilen Granulozyten und Phagozyten viel besser aufgenommen als normale Zellen. Im Falle der Klumpen, glaube ich, gibt es wirklich für die Phagozyten Probleme, andererseits aber sind diese Klumpen nicht infektiös.

Doppelblindstudie zum Vergleich von 3 neuen Antimykotika-Cremezubereitungen bei oberflächlicher Candidose

J. Lalošević und *S. Stettendorf**

Institut für Dermatologie und Venerologie, Iv. Milutinovića 85,
11000 Beograd, Jugoslawien
*Bayer AG, 5600 Wuppertal 1, BRD

Zusammenfassung

Es wird über eine randomisierte Doppelblindstudie berichtet, die mit 3 neuen Antimykotika zur topischen Anwendung durchgeführt wurde. In der Studie wurden Bifonazol, Oxiconazol und Naftifin in Cremeform hinsichtlich Wirksamkeit und Verträglichkeit vergleichend geprüft. Insgesamt 90 Patienten mit oberflächlicher Candidose wurden – in 3 gleich große Gruppen aufgeteilt – der Behandlung unterzogen. Die 3 Cremezubereitungen – 1% Bifonazol, 1% Oxiconazol, 1% Naftifin – wurden nur einmal täglich appliziert. Der Gruppenvergleich ergab bei allen Parametern signifikante Unterschiede, sowohl bezüglich klinischer Symptomatik und mykologischer Befunde als auch bezüglich der therapeutischen Beurteilung der Medikamtente nach Abschluß der Studie. Bifonazol hat ein nachgewiesen breites antimykotisches Wirkungsspektrum. Ein Vergleich mit ähnlichen bereits auf dem Markt befindlichen Substanzen bot sich an.

Patienten und Methode

Insgesamt 90 Patienten wurden in die Studie aufgenommen und nach einer Randomliste einer der 3 Behandlungsgruppen zu je 30

Patienten zufällig zugeteilt. Die Behandlung wurde als Doppelblindstudie über insgesamt 3 Wochen durchgeführt. Jedes Präparat wurde nur einmal täglich appliziert, nämlich abends durch Einreibung der betroffenen Hautregionen. Mykologische Kontrollen (KOH und Kultur) sowie klinische Untersuchungen wurden vor Beginn der Behandlung, 1 und 2 Wochen nach Beginn, am Therapieende und 2 Wochen nach Beendigung der Behandlung durchgeführt.

Die Therapiebeurteilung erfolgte anhand klinischer und mykologischer Befunde und wurde wie folgt bewertet:

sehr gut – klinisch und mykologisch geheilt (KOH und Kultur negativ)
gut – klinisch gebessert und mykologische Heilung (KOH und Kultur negativ)
mäßig – klinisch gebessert ohne mykologische Veränderung (KOH und Kultur positiv)
ohne Wirkung – weder klinische noch mykologische Veränderung

Die statistische Auswertung der Daten erfolgte mittels Kontingenztafelmethode, Chi-Quadrat-Test nach Pearson und schließlich den Duncan-Test, den Erfordernissen des jeweiligen Vergleichs angepaßt. Für die Berechnung der erwähnten statistischen Daten stand das SAS System (Version 5) zur Verfügung. Die statistische Auswertung und Analyse der Studie wurde am Institut für Biometrie der Bayer AG vorgenommen. Alle 90 Patienten konnten in die Auswertung einbezogen werden. In der Studie waren 54 männliche und 35 weibliche Patienten; bei einem Patienten fehlte die Angabe zum Geschlecht. In Tabelle 1 sind das Durchschnittsalter der Patienten, ihr Gewicht und ihre Körpergröße sowie die von der Mykose befallene Hautfläche in Quadratzentimetern aufgeführt. In Tabelle 2 ist die Dauer der Erkrankung mit der jeweiligen Behandlungsgruppe korreliert. Alle genannten Daten sind statistisch vergleichbar. Die Inguinalregion war am häufigsten befallen, gefolgt von den Interdigitalräumen, während andere Lokalisationen nur in geringem Maße vorkamen.

Tabelle 1. Statistische Erhebung anamnestischer Daten

Variable		n	min	mittel	max	p
Alter	Bif	30	18	38,5	71	
(in Jahren)	Oxi	30	18	29,5	55	0,04
	Naf	30	19	30,5	64	
Gewicht	Bif	30	58	73,5	94	
(kg)	Oxi	30	58	71,0	105	0,95
	Naf	30	56	71,5	102	
Größe	Bif	30	164	172,0	192	
(cm)	Oxi	30	165	175,0	190	0,83
	Naf	30	164	176,5	190	
Fläche der	Bif	28	4	21	96	
Mykose	Oxi	30	2	18	256	0,48
(cm^2)	Naf	29	2	20	72	

p = p-Wert für Gruppenvergleich einer Varianz; n = Gruppengröße

Tabelle 2. Behandlungsgruppen vs. Dauer der Mykose

	Dauer (in Monaten)			
Behandlung	bis zu 1	1–6	> 6	gesamt
Bifonazol	16 (53%)	12	2	30
Oxiconazol	20 (67%)	10	0	30
Naftifin	17 (57%)	13	0	30
Gesamt	53 (59%)	35	2	90

Ergebnisse

Die Beurteilung zur Wirksamkeit der Behandlung erfolgte aufgrund der mykologischen und klinischen Untersuchungsbefunde.

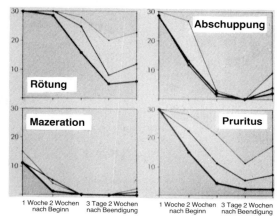

Abb. 1. Auftreten von Symptomen während der Nachuntersuchung ■, Bifonazol; □, Oxiconazol; ▨, Naftifin

Deutliche Unterschiede bei den mykologischen Befunden der 3 Patientengruppen zeigten sich bereits 1 Woche nach Beginn der Behandlung. Zu diesem Zeitpunkt waren die mikroskopischen Befunde bei 21 Patienten (70%) unter Bifonazol negativ, unter Oxiconazol bei 8 Patienten (27%) und unter Naftifin bei 2 Patienten (7%); die Kulturen waren entsprechend zur selben Zeit bei 28 (93%), 26 (87%) und 14 Patienten (47%) negativ.

Die Veränderung der klinischen Symptomatik, d. h. die Besserung der regelmäßig untersuchten Parameter, wird in Abbildung 1 dargestellt. Alle klinischen Symptome wurden durch Bifonazol und Oxiconazol in ganz ähnlicher Weise gebessert, während der Rückgang der Symptomatik bei der Gruppe unter Naftifin-Creme viel langsamer vonstatten ging, wobei nach Abschluß der Studie noch immer krankhafte Veränderungen sichtbar waren. Das durchschnittliche Zeitintervall bis zum Eintritt klinischer Besserung der oberflächlichen Candidose (Abb. 2) betrug 5 Tage in der Bifonazol-Gruppe, 7 Tage bei der Oxiconazol-Gruppe und 10 Tage bei

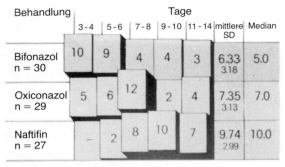

SD = Standardabweichung
Der ANOVA-F-Test für Gruppenvergleich ergibt einen Wert von 8,92 mit 2 Freiheitsgraden für Nominator, 83 für Denominator und ergibt einen p-Wert von 0,0003.
Multiple Vergleichsverfahren ergeben keine signifikanten Ergebnisse zwischen der Therapie mit Bifonazol und Oxiconazol, aber hohe Signifikanz zwischen Bifonazol und Naftifin (p = 0,0003)

Abb. 2. Klinische Besserung der Candidose nach Behandlungsbeginn

der Naftifin-Gruppe. Der Unterschied zwischen den 3 Kollektiven ist statistisch hochsignifikant (p = 0,0003).
Ein global statistisch hochsignifikanter Unterschied zwischen den 3 Patientengruppen (p = 0,0001) wurde bei der Gesamtbeurteilung der Therapieergebnisse (Abb. 3) 2 Wochen nach Behandlungsende errechnet. Die Ergebnisse wurden bei 90% der Patienten unter Bifonazol-Behandlung mit „sehr gut" bewertet, bei 73% unter Oxiconazol und bei 30% der Patienten nach Behandlung mit Naftifin.
Der Unterschied zwischen Bifonazol und Naftifin ist statistisch hochsignifikant, während dies zwischen Bifonazol und Oxiconazol nicht der Fall ist.
Nebenwirkungen wurden bei 3 Patienten der Naftifin-Gruppe festgestellt. In 2 Fällen trat Brennen auf, jedoch ohne daß die Behandlung abgebrochen wurde. In einem Fall sah man eine Kontaktdermatitis, die Behandlung wurde abgebrochen; allerdings ergaben allergologische Tests keine Sensitivität gegenüber der Zubereitung.

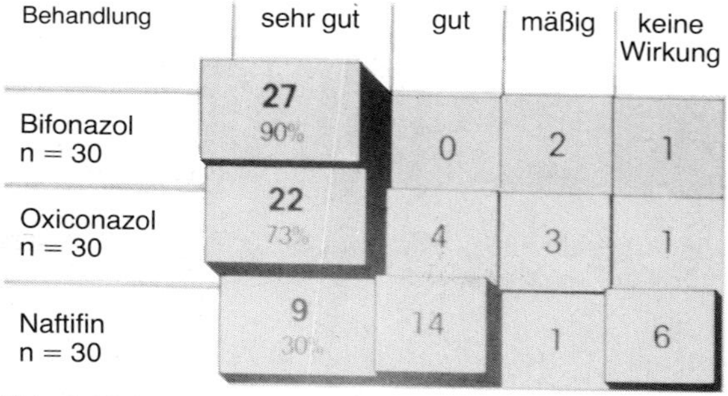

Behandlung	sehr gut	gut	mäßig	keine Wirkung
Bifonazol n = 30	27 90%	0	2	1
Oxiconazol n = 30	22 73%	4	3	1
Naftifin n = 30	9 30%	14	1	6

Faßt man die letzten 2 Säulen (mäßig/keine Wirkung) zusammen, resultiert ein p-Wert von 0.01% ($x^2 = 28,12$, 4 Freiheitsgrade).
Exakte-Trennung von x^2 ergibt statistisch keine Signifikanz zwischen den Therapien mit Bifonazol und Oxiconazol ($x^2 = 2,09$ mit 2 Reinheitsgraden; $p > 0,2$), aber hohe Signifikanz zwischen Bifonazol und Naftifin ($p < 0,001$)

Abb. 3. Schlußbeurteilung der Therapie

Schlußfolgerung

Bei insgesamt 90 Patienten mit oberflächlicher Candidose wurde eine vergleichende randomisierte Doppelblindstudie mit 3 neuen Antimykotika in 1%iger Cremezubereitung durchgeführt. Sehr gute Ergebnisse mit numerischen Unterschieden zugunsten von Bifonazol und keine Nebenwirkung wurden bei Bifonazol und Oxiconazol gesehen, während Naftifin statistisch signifikant weniger wirksam war und bei der Anwendung einige Unverträglichkeiten zeigte.

Die Anwendung von Bifonazol in den ersten beiden Lebensjahren

L. Muscardin, L. M. Muscardin und *L. Bonito*

Kinderkrankenhaus Bambino Gesú, Piazza S. Onofrio 4,
11265 Roma, Italien

Zusammenfassung

Wir haben die Wirksamkeit von Bifonazol bei Kindern, die eine Windeldermatitis hatten und bei denen Candida in der Kultur nachgewiesen worden war, innerhalb der ersten 2 Lebensjahre untersucht. Die Patienten kamen aus der pädiatrischen Abteilung und der Ambulanz des Kinderkrankenhauses „Bambino Gesú". Bei 5 aufgenommenen Kindern wurden vor der Behandlung nach 3wöchiger Therapie folgende Parameter kontrolliert: Differentialblutbild, Blutzucker, Harnstoff, Kreatinin, Bilirubin, GOT, GPT, LDH, alk. Phosphatase alpha-Amylase; die Parameter zeigen bei den Kontrollen keine Abweichungen. Jedes Kind wurde 3 Wochen lang einer lokalen Behandlung mit %iger Bifonazol-Creme unterzogen. Die Ergebnisse waren sehr gut, wobei nur wenige Patienten gegen Ende der Behandlung eine leichte Rötung aufwiesen, die jedoch ohne weitere Behandlung wieder verschwand.

Bifonazol ist ein neues Breitbandantimykotikum, es ist ein nicht halogeniertes Imidazolderivat, das aus den Forschungslaboratorien der BAYER AG stammt. Die chemische Bezeichnung lautet: 1-(alpha-(4-Biphenyl)-benzyl)-imidazol. Es weist folgende chemisch-physikalische Eigenschaften auf: Lipophilie, Löslichkeit in Lipidlösungsmitteln und in Alkohol, unlöslich in Wasser (weniger als 0,1 mg in 100 ml bei pH 6). Diese Eigenschaften bedingen seine pharmakologische Wirksamkeit. Bifonazol ist ein starker Inhibitor der Cytochrom-P_{450}-abhängigen Demethylierungsreaktion. Dadurch wird die Umwandlung von 24-Methylendihydrolanosterol zu Desmethylsterol, der Vorstufe des zellmembranbildenden Sterols, das die physikalische Stabilität der Phospholipidphasen erhöht, indem sie Phasenübergänge zwischen flüssigen und kristallinen Lipidphasen verhindern. Bifonazol hemmt überdies wirksam die mikrosomale HMG-CoA-Reduktase (notwendig für eine der ersten Schritte der Sterolbiosynthese), so daß die Zellmembran von Dermatophyten erheblich geschädigt wird. Besonders charakteristisch für die Pharmakokinetik von Bifonazol ist die lange Verweildauer des Moleküls in der pathogenen Zelle und damit die Verlängerung der inhibitorischen Wirkung.

Patientengut und Verfahren

Wir haben 20 Fälle mit superfizieller Candidose bei Neugeborenen und bis zu 2jährigen Kindern untersucht. In 18 Fällen lag eine perineale Lokalisation vor. Die Kinder in unserer Studie waren ambulante Patienten der dermatologischen Abteilung des Bambino Gesú Hospitals und stationäre Patienten von anderen Abteilungen des Hauses. In allen 20 Fällen wurde Candida durch mykologische Untersuchung und kulturell nachgewiesen.
Wir schlossen Patienten mit Mischinfektionen (bakteriell, usw.) und Patienten, die innerhalb 3 Wochen vor der Beobachtungsperiode schon mit Antimykotika behandelt worden waren, von dieser Studie aus.
Der Abstrich wurde von der Läsion mit einem sterilen Natriumalginatwattestäbchen entnommen und in ein Reagenzglas mit Transportmedium (n. Stuart) geführt. Eine zweite Probe wurde nach Behandlung mit Methylenblau in ein Reagenzglas mit physiologischer Kochsalzlösung für die direkte mikroskopische Untersuchung gegeben.
Die Kulturen wurden angezüchtet auf Agar-Sabouraud oder einer Candida-Agarplatte (modifiziert nach Nickerson) bei Zimmertemperatur und bei 37 °C. Neben den morphologischen Kennzeichen der Kultur und dem mikroskopischen Bild der gefärbten Proben haben wir biochemische Nachweisverfahren und immunologische Reaktionstests mit spezifischen Antiseren angewandt, um

den Candidatyp zu bestimmen: Bei 18 Patienten lag der *Candida albicans* Ty A vor, bei den beiden anderen *Candida tropicalis*. Bei 5 stationären Patienten führten wir folgende Blutuntersuchungen durch: Erythrozyten und Leukozyten einschließlich Differentialblutbild, Harnstoff in Blut und Urin, Blutzucker, Kreatinin, direktes und indirektes Bilirubin, GOT, GPT, LDH. alk. Phosphatase und Aldolase. Bei allen 5 Patienten lagen die Befunde nach der Therapie im Normbereich.

Behandlung

Lokale Applikation von 1%iger Bifonazolcreme über 3 Wochen einmal täglich ohne weitere allgemeine oder lokale Therapie. Eine klinische Kontrolluntersuchung pro Woche, die mikrobiologischen Untersuchungen wurden am Ende der Therapie nach 3 Wochen und dann wieder 2 Wochen danach durchgeführt.

Ergebnisse

Die Ergebnisse am Ende der 3wöchigen Therapie waren ausgezeichnet: Mit Ausnahme von 2 Patienten stellten wird bei allen klinischen Symptomen (Erythem, Exsudatio, Aufweichung, Abschuppung, Bläschenbildung, Juckreiz und Rhagaden) eine signifikante Besserung fest. Außerdem war Candida aus den behandelten Regionen verschwunden. Nur bei einem Patienten konnte nach der 3wöchigen Therapie in der Kultur Candida nachgewiesen werden; nach 2 weiteren Behandlungswochen verschwand Candida auch hier. Bei diesem Kind lag am Ende der Therapie ein leichtes Erythem vor. Diese Erythem erwies sich als therapieresistent, und wir nehmen an, daß dies an der benutzten Windel liegen könnte. Die klinische Kontrolluntersuchung 2 Wochen nach Therapieende zeigte ein völliges Verschwinden des Erythems und auch bei einen Negativbefund für Candida in den betroffenen Gebieten. Bei den 5 stationären Patienten fanden wir keine Normabweichungen in den Blutuntersuchungen.

Bei einem Patienten führte die Anwendung der Creme zu einer verschlimmerten Symptomatik. Hier mußte die Therapie abgebrochen und das Medikament gewechselt werden, da Bifonazol offensichtlich nicht vertragen wurde.

Literatur

1. Berg D, Plempel M (1984) Bifonazole, a biochemist's view. Dermatologica 169 (suppl 1): 3
2. Lalošević J, Rojas R, Astoroga E, Gip L (1984) Bifonazole cream in the treatment of superficial candidosis. Dermatologica 169 (suppl 1): 99
3. Lucker PW, Beubler E, Kukovetz WR, Ritter W (1984) Retention time and concentration in human skin of bifonazole and clotrimazole. Dermatologica 169 (suppl. 1): 51
4. Panconesi E, Di Fonzo E (1982) Bifonazole in the treatment of superficial candidiasis and tinea pedis. In: Urabe H, Zaiss N, Stettendorf S (eds) International antifungal symposium on bifonazole. Excerpta Medica, Amsterdam, 129
5. Plempel M (1983) Antimycotic efficacy of bifonazole in vitro and in vivo. Arzneimittelforsch 33: 517

Bifonazol in der dermatologischen Praxis: Ergebnisse einer multizentrischen Studie

F. Saffé

Bayer AG, Pharma Deutschland,
Medizinisch-Wissenschaftliche Abteilung, 5090 Leverkusen,
Bayerwerk, Bundesrepublik Deutschland

Zusammenfassung

Der Wunsch, die therapeutischen Möglichkeiten vor allem für den niedergelassenen Dermatologen und Allgemeinmediziner zu verbessern, lenkte die Aufmerksamkeit zunehmend auf das Problem der Patientencompliance. Es schien deshalb vorteilhaft, die Anzahl der notwendigen Applikationen pro Tag zu verringern und die Behandlungsdauer zu verkürzen.
Bifonazol zeigte in einer Vielzahl von vorwiegend unizentrischen klinischen Studien, daß es beide Anforderungen an ein modernes Antimykotikum erfüllen konnte.
Ziel dieser multizentrischen Studie war es, die Qualitäten von Bifonazol, insbesondere die Möglichkeit einer Therapieverkürzung bei gleich guter Wirksamkeit sowie die Einmalapplikation/Tag an einem großen Patientenkollektiv unter Praxisbedingungen zu prüfen.
Im Rahmen der Studie wurden über 6000 Patienten mit Bifonazol behandelt. Bei ca. 90% der Patienten konnte eine mykologische Sanierung und klinische Heilung bei gleichzeitiger guter Verträglichkeit erzielt werden. Die Empfehlungen zur verkürzten Therapiedauer, je nach Indikation 2, 3 oder 4 Wochen, wurden voll bestätigt.
Bifonazol erwies sich als ein Präparat, das aufgrund seiner Eigenschaften zur Verbesserung der Patientencompliance beitragen kann.

Einleitung

Anders als die Behandlung der Vaginalmykosen hat die Behandlung der Dermatomykosen den Nachteil, daß die Mehrzahl der Therapeutika noch eine Anwendung von 4 bis 6 Wochen oder länger erfordet. Aus dieser langen Behandlungsdauer ergibt sich eine unzureichende Compliance und infolgedessen eine vorzeitige Beendigung der Behandlung und eine hohe Rezidivrate. In einer statistischen Erhebung bei Deramtologen und Patienten stellten Meinhof et al. fest, daß ungefähr 50% der Patienten den ärztlichen Anweisungen hinsichtlich der Applikationshäufigkeit keine Beachtung schenkten, 44% die Anzahl der Anwendungen eigenmächtig reduzierten und 25% die Behandlung abbrachen, sobald die subjektiven Symptome verschwunden waren. Die Kooperationsbereitschaft der Patienten kann deshalb nur durch eine deutlich verringerte Behandlungsdauer und durch weniger häufige Anwendung pro Tag verbessert werden. Da Bedingungen – wie man sie bei der Therapie der Vaginalmykose kennt, wo die Behandlung durch eine Einzeldosis heute allgemein üblich ist – in der Dermatologie zur Zeit nicht geschaffen werden können, muß eine Verkürzung der Behandlungsdauer, z.B. von 4–6 Wochen auf 2–4 Wochen, als großer Fortschritt gesehen werden.

Ziel der vorliegenden Studie war es, die folgenden Eigenschaften von Bifonazol zu bestätigen, in denen sich dieses Antimykotikum zur Zeit der Studie von anderen Imidazolderivaten unterschied:
1. Wirksamkeit bei nur einmaliger täglicher Anwendung.
2. Verkürzung der Behandlungsdauer, abhängig von Indikation und Lokalisation der Mykose.

Nachdem die Ergebnisse der In-vitro-Untersuchungen mit Bifonazol in Tierversuchen und später durch klinische Prüfungen der Phase II und III bestätigt wurden, wollten wir wissen, ob vergleichbare Ergebnisse in der alltäglichen dermatologischen Praxis erzielt werden konnten, wobei solche Untersuchungen in größtmöglicher Breite durchgeführt werden sollten. Aus diesem Grunde wurde eine Multicenterstudie mit möglichst vielen Dermatologen initiert.

Patientengut und Methode

Diese Multicenterstudie wurde sofort nach der Zulassung von Bifonazol in der Bundesrepublik Deutschland durch das Bundesgesundheitsamt im Jahre 1983 gestartet. Sie dauerte 12 Monate; 1069 niedergelassene Dermatologen und 6747 Patienten nahmen an ihr teil. All diesen Ärzten und Patienten möchte ich an dieser Stelle für ihre Zusammenarbeit in der vorliegenden Studie danken. Nahezu 68% (4560) der 6747 eingereichten Fallaufzeichnungen waren bezüglich der Wirksamkeit verwertbar. Die wichtigsten Aufnahme- und Ausschlußkriterien der Studie waren:

Aufnahmekriterien

Nachweis des Erregers durch direkte mikroskopische Untersuchung vor der Behandlung und Bestätigung der mikroskopischen Befunde durch Pilzkulturen mit Differenzierung der infektiösen Organismen (Dermatophyten oder Hefepilze)

Diagnose einer Malassezia-Infektion durch Wood-Licht

Ausschlußkriterien

Negative mykologische Befunde bei vorhandenen klinischen Symptomen

Lokale oder systemische Antimykotikabehandlung 2 bzw. 4 Wochen vor Beginn der Studie

Begleittherapie mit Kortikosteroiden

Patienten wurden nur dann in die Studie aufgenommen, wenn das positive Nativpräparat durch positive Kulturbefunde bestätigt wurde. Patienten mit negativen mykologischen Untersuchungen trotz positiver klinischer Befunde wurden ausgeschlossen. Außerdem wurden nur die Patienten in die Studie aufgenommen, die 2 Wochen vor der Studie keine Behandlung mit Antimykotika erfahren hatten. Eine Begleittherapie mit Kortikosteroiden war nicht gestattet. Bifonazol stand als 1%ige Cremezubereitung und als 1%ige Lösung zur Verfügung.

Als Prüfindikationen waren vorgegeben: Tinea corporis/Tinea cruris, Tinea pedis interdigitalis, superfizielle Candidose und Pityriasis versicolor. Es lag in der Hand des Arztes, welche Darreichungsform bei welcher Indikation angewendet wurde.

Klinische und mykologische Untersuchungen sollten durchgeführt werden vor der Behandlung, am Ende der Behandlung und 14 Tage nach Therapieende. Die mykologischen Tests bestanden in der Untersuchung der Nativpräparate und der Bewertung des Kulturbefundes, einschließlich Erregeridentifizierung. Das therapeutische Ergebnis wurde am Ende der Behandlung und 14 Tage danach dokumentiert. Dies geschah durch den behandelnden Arzt, indem er die klinischen und mykologischen Befunde korrelierte. Die in einem Versuchsprotokoll dokumentierten Befunde wurden vom Institut für Biometrie des Bayer-Forschungszentrums unter Verwendung von Methoden der deskriptiven Datenanalyse ausgewertet. Da einige Protokolle unvollständig waren, stützen sich die Resultate immer auf korrigiertes Datenmaterial.

Ergebnisse

Das Verteilungsspektrum der Diagnosen ist in Tabelle 1 dargestellt. Wie zu erwarten, wurden die Diagnosen Tinea corporis/ Tinea cruris und Tinea pedis interdigitalis am häufigsten gestellt, jede von ihnen über 1900mal. Nur ungefähr 10% der Patienten wurden wegen einer superfiziellen Candidose behandelt. Ebenso wurde Pityriasis versicolor bei annähernd 10% diagnostiziert.

Tabelle 1. Häufigkeit der Diagnose ($n = 5057$)

Diagnose	n
Tinea corporis / Tinea cruris	1970
Tinea pedis interdigitalis	1918
superfizielle Candidose	537
Pityriasis versicolor	628

Bei 3926 der untersuchten Patienten erfolgte die Therapie mit Bifonazol-Creme. Von diesen waren 2933 Prüfprotokolle hinsichtlich der Wirksamkeit verwertbar. Bifonazollösung wurde von den Ärzten in 2090 Fällen eingesetzt, wovon 1627 Prüfprotokolle vollständig vorlagen und ausgewertet wurden.

In meiner Darstellung der Therapieergebnisse kann ich die Befunde beider Darreichungsformen zusammenfassen, da sich die Behandlungsverläufe in den beiden Gruppen nur geringfügig unterschieden.

Behandlungsdauer

Wie bereits in der Einleitung erwähnt, war für uns die tatsächliche Behandlungsdauer von besonderem Interesse. Aufgeschlüsselt nach Diagnosen ergibt sich das in Tabelle 2 dargestellte Bild. Die durchschnittliche Behandlungsdauer in nahezu 2000 Fällen von Tinea corporis und Tinea cruris betrug 17,2 Tage, während sie bei annähernd gleicher Fallzahl von Interdigitalmykosen 22,4 Tage betrug.

Die mittlere Behandlungsdauer oberflächlicher Candidosen war etwa 1 Tag länger, nämlich knapp unter 24 Tage und somit signifikant kürzer als sonst empfohlen. Erwartungsgemäß erforderten die 628 Fälle von Pityriasis versicolor eine durchschnittliche Behandlung von etwa 16 Tagen.

Bei Zusammenfassung der Zahlen erreichen wir eine mittlere Behandlungsdauer von etwas unter 20 Tagen. Ein Vergleich der in

Tabelle 2. Behandlungsdauer ($n = 5057$)

Diagnose	empfohlen	Mittelwert Tage	SD
Tinea corporis / Tinea cruris	14	17,2	7,6
Tinea pedis interdigitalis	21	22,4	9,1
superfizielle Candidose	28	23,6	10,5
Pityriasis versicolor	14	15,6	5,7
		19,6	8,9

Tabelle 3. Mikroskopische Befunde am Therapieende

Diagnose	negativ		positiv
Tinea corporis / Tinea cruris	1486	93,4%	105
Tinea pedis interdigitalis	1390	92,5%	112
superfizielle Candidose	384	93,2%	28
Pityriasis versicolor	502	91,9%	44
Total	3762	92,8%	289

unserer Studie ermittelten Durchschnittswerte mit der empfohlenen Behandlungsdauer für die einzelnen Indikationen zeigt ein erstaunlich hohes Maß an Übereinstimmung. Unterschiedliche Behandlungslängen zwischen den mit Creme oder den mit Lösung behandelten Patienten wurden nicht festgestellt.

Mykologische Befunde

Von den Befunden, die vor der Therapie bei direkter mikroskopischer Untersuchung der Nativpräparate positiv waren, waren etwas weniger als 92–93,5%, jeweils abhängig von der Diagnose, zum Behandlungsende negativ (Tabelle 3). Wie sehen im Vergleich die Befunde bei den kulturellen Untersuchungen aus?
Von den Pilzkulturen waren am Ende der Behandlung bei superfizieller Kandidose annähernd 90%, bei Tinea corporis/Tinea cruris nahezu 93% negativ (Tabelle 4).

Tabelle 4. Mykologische Befunde am Therapieende

Diagnose	negativ		positiv
Tinea corporis / Tinea cruris	1398	92,9%	107
Tinea pedis interdigitalis	1341	91,7%	121
superfizielle Candidose	388	89,2%	47
Pityriasis versicolor*	515	92,3%	43
Total	3642	91,9%	318

* kontrolliert durch Wood-Licht

Gesamtbeurteilung

In der Gesamtbeurteilung der therapeutischen Ergebnisse unterscheiden wir zwischen Heilung, Besserung, befriedigendem und ausbleibendem Erfolg. Die beste Beurteilung wurde ausgesprochen bei Pityriasis versicolor mit einer Erfolgsquote von 93%, dicht gefolgt von Tinea corporis und Tinea cruris. Die therapeutischen Ergebnisse bei Interdigitalmykosen und superfizieller Candidose wurden in 88% der Fälle von den behandelnden Dermatologen als erfolgreich eingestuft. Zusammenfassend war die Behandlung bei ungefähr 90% der untersuchten Patienten erfolgreich (Tabelle 5).

Tabelle 5. Therapieergebnisse

Diagnose	vollständige Heilung	Besserung	Mißerfolg
Tinea corporis / Tinea cruris	1591 91,0%	17	140
Tinea pedis interdigitalis	1468 80,0%	38	163
superfizielle Candidose	424 88,1%	7	50
Pityriasis versicolor	530 93,0%	3	37
Total	4013 89,9%	65	390

Symptome

Parallel zu der raschen und deutlichen mykologischen Sanierung wurde eine schnelle Rückbildung der klinischen Symptomatik beobachtet (Tabelle 6).

Tabelle 6. Klinische Symptome ($n = 5083$)

	vor Beginn der Therapie	am Ende der Therapie
Rötung	4184	323
Pruritus	4302	167
Rhagaden	1681	67
Schuppung	4303	272
Bläschenbildung	1387	31
Exsudation	1655	36
andere	552	113

Verträglichkeit

Daten hinsichtlich der Verträglichkeit waren bei 6747 Patienten auswertbar. Eine oder mehr unerwünschte Nebenwirkungen wurden von 287 (4,3%) der behandelten Patienten berichtet. Die Verträglichkeit war somit bei ungefähr 95% der Patienten ausgezeichnet. Die Inzidenzrate der unerwünschten Nebenwirkungen, getrennt für Creme und Lösung, betrug 4,1% bzw. 4,5%. Für beide Anwendungsformen war die Verträglichkeit also vergleichbar gut. Meistens äußerten sich die Nebenwirkungen in einer Verstärkung bei Dermatomykosen typischer Symptome. Epikutantests waren bei 10 Patienten positiv, zurückzuführen auf Cetylstearylalkohol in der Creme.

Ein vorzeitiger Abbruch der Behandlung wurde in 119 Fällen registriert, also bei 1,8% aller Patienten. Die als Grund für den Abbruch angegebenen Symptome waren größtenteils die gleichen, die auch als „unerwünschte Nebenwirkungen" konstatiert wurden. Acht Patienten kamen nach kurzer Behandlungszeit nicht in die dermatologische Praxis zurück.

Diskussion

Der allen Antimykotika der Imidazolgruppe gemeinsame Wirkmechanismus besteht in der Hemmung der Ergosterolbiosynthese; Ergosterol ist ein essentieller Baustein der Zellmembran der Pilze. Daher haben Substanzen wie Clotrimazol, Miconazol, Econazol und Oxiconazol eine primär fungistatische Wirkung, die in der Schädigung der Zellmembran liegt. Im Gegensatz dazu ist Bifonazol durch primär fungizide Eigenschaften charakterisiert, indem es zusätzlich Reduktasen im Pilzmetabolismus hemmt. Dieser zweifache Angriffspunkt ist für die hohe Intensität der antimykotischen Wirkung verantwortlich, die das gesamte Spektrum der in einer dermatologischen Praxis auftretenden wichtigen Mikroorganismen abdeckt, wie z.B. Dermatophyten, Hefepilze, Schimmelpilze, *Malassezia furfur* und *Corynebacterium minutissimum*. Außerdem wurde im Tierversuch der Nachweis für eine intradermale Aktivität von Bifonazol über eine Zeit von 50–60 Std. erbracht. In diesem Zusammenhang muß auf die von Plempel berichteten Ergebnisse zur aktiven Substanzaufnahme hingewiesen werden. Die Wirksubstanz, die von den Pilzzellen in etwa 30 min resorbiert wurde, war über ungefähr 120 Std. in Konzentrationen meßbar, die eine partielle oder vollständige Hemmung der Ergosterolbiosynthese bei *Trichophyton mentagrophytes* und *Candida albicans* bewirken. Die Resultate dieser In-vitro-Studie wurden inzwischen bei experimentell induzierten Infektionen im Tiermodell bestätigt. Diese Experimente erlauben den Schluß, daß die Aufnahme von Bifonazol durch die Pilzzelle therapeutische Konsequenzen auch bei Humanmykosen hat.

Auf der Basis dieser experimentellen Befunde und der bisher durchgeführten klinischen Versuche muß Bifonazol zur Behandlung von Dermatomykosen nur 1mal täglich appliziert werden; die Behandlungsdauer kann auf 2–4 Wochen reduziert werden.

Eine ganze Anzahl von mykologisch kontrollierten klinischen Studien hat den Nachweis der Wirksamkeit von Bifonazol an mehr als 10000 Patienten erbracht. Die Erfolgsrate lag in Abhängigkeit von der jeweiligen Indikation zwischen 70 und 90%; in einigen Studien betrug sie fast 100%. In der vorliegenden Studie, die unter Bedingungen der alltäglichen dermatologischen Praxis an ambulanten Patienten durchgeführt wurde, konnten ausgezeichnete Therapieerfolge bei allen untersuchten Indikationen festgestellt werden.

Tabelle 7. Klinische und mykologische Ergebnisse (Bifonazol-Gel: $n = 890$)

Diagnose	klinisch geheilt	mykologisch geheilt
Tinea corporis / Tinea cruris	92,1%	93,8%
Tinea pedis interdigitalis	94,3%	93,6%
superfizielle Candidose	90,0%	89,7%
Pityriasis versicolor*	97,6%	97,6%

* mit Wood-Licht kontrolliert

Die Raten der klinischen und mykologischen Heilung betrugen zwischen 88% und 93% bei 2–4wöchiger Applikation von Bifonazol-Creme und -Lösung. Vergleichbar gute Ergebnisse wurden in einer weiteren Studie an 1051 mit Bifonazol-Gel behandelten Patienten beobachtet (Tabelle 7). In Übereinstimmung mit den vorliegenden und weiteren verfügbaren Ergebnissen wurde die höchste Heilungsrate mit Bifonazol-Gel bei der Pityriasis versicolor erreicht.

Ebenfalls bestätigt und teilweise sogar unterschritten wurden die in der Bifonazol-Studie mit Creme und Lösung ermittelten Behandlungszeiten.

Die für Tinea corporis und Tinea cruris empfohlene Behandlungsdauer von 14 Tagen, die für Tinea pedis interdigitalis von 3 Wochen und die für superfizielle Candidosen von 4 Wochen erwiesen sich in jeder Hinsicht als gerechtfertigt. In einer plazebokontrollierten Doppelblindstudie konnte Szarmach inzwischen aufzeigen, daß bei Candidosen ausgezeichnete Therapieergebnisse mit nur 2wöchiger Behandlung erreicht werden konnten. Entsprechend den Ergebnissen dieser Studie scheinen lange Nachbehandlungszeiten über das Verschwinden der Symptome hinaus – wie es sogar noch für einige moderne Antimykotika empfohlen wird – mit Bifonazol nicht notwendig zu sein.

Die ungenügende Bereitschaft der Patienten, den therapeutischen Anweisungen Folge zu leisten, ist ein bekanntes Problem in der Alltagspraxis. Dies äußert sich in 2 Möglichkeiten: Das Präparat wird weniger häufig pro Tag angewendet als verordnet oder die

Behandlung wird vorzeitig abgebrochen. Die Folge der unzureichenden Compliance ist häufig der therapeutische Mißerfolg. Die reduzierte Behandlungsdauer und die Notwendigkeit einer einmaligen täglichen Anwendung haben sicherlich in der vorliegenden Studie eine positive Wirkung auf die Patienten-Compliance gehabt, wie auch in der Studie mit Bifonazol-Gel, und damit einen entscheidenden Beitrag zu den hervorragenden Behandlungsergebnissen bei allen 3 Anwendungsformen geleistet.

Schlußbemerkungen

Es wurde eine multizentrische, mykologisch kontrollierte Studie durchgeführt, um die Wirksamkeit und Verträglichkeit von 2 Bifonazolanwendungsformen, Creme und Lösung, bei einer Gesamtzahl von 6747 Patienten mit Dermatomykosen zu beurteilen. Klinische Heilung und mykologisch negativer Befund wurden nach einer Behandlung mit Bifonazol für 2 bis zu geringfügig mehr als 3 Wochen je nach der Indikation bei ungefähr 90% der Patienten erreicht. Die Verträglichkeit erwies sich in über 95% der Fälle als ausgezeichnet. Vergleichbar gute Ergebnisse erhielt man in einer Studie an 1051 Patienten, die mit Bifonazol-Gel behandelt wurden. Die Vorteile von Bifonazol werden bezüglich des breiten Therapiebereichs, der therapeutischen Sicherheit und der Möglichkeit einer größeren Patienten-Compliance erörtert.

Literatur

1. Barug D, Bastiaanse HB (1983) An evaluation of the effect of bifonazole on *Torulopsis glabrata* and *Candida albicans* under various in vitro test conditions. Arzneim-Forsch/Drug Res 33: 524–528
2. Berg D, Regel E, Harenberg HE, Plempel M (1984) Bifonazole and clotrimazole. Their mode of action and the possible reason for the fungicidal behaviour of bifonazole. Arzneim-Forsch/Drug Res 34 (1): 139–146
3. Chu AC (1984) Comparative clinical trial of bifonazole solution versus selenium sulphide shampoo in the treatment of pityriasis versicolor. Dermatologica 169/Sl: 81–86

4. Meinhof W (1984) Patient noncompliance in dermatomycosis. Results of a survey among dermatologists and general practioners and patients. Dermatologica 169/Sl: 57–66
5. Patzschke K, Ritter W, Siefert HM, Weber H, Wegner LA (1983) Pharmacokinetic studies following systemic and tropical administration of (^{14}C) bifonazole in man. Arzneim-Forsch/Drug Res 33 (1): 745–750
6. Plempel M, Büchel KH, Regel E (1982) Recent development in antifungal azole agents. Presented at VIII ISHAM Congress, Palmerstone North
7. Plempel M, Regel E (1982) Antimycotic properties of the topical azole bifonazole in vivo and in vitro. In Urabe H, Zaias N, Stettendorf S (eds) International antifungal symposium, Tokyo. Exerpta Medica 1982, pp 29–36
8. Plempel M, Regel E, Büchel KH (1983) Antimycotic efficacy of bifonazole in vitro and in vivo. Arzneim-Forsch/Drug Res 33 (1): 517–524
9. Reinel D (1984) Lokalbehandlung von Dermatomykosen mit Bifonazol. Med Welt 35: 182–184
10. Reinel D (1985) Die Lokalbehandlung der Pityriasis versicolor. Mykosen 28 (5): 225–231
11. Ritter W, Patzschke K (1984) Pharmakokinetik von Bifonazol. In: Meinhof W, Nolting S (eds) Bifonazol: Therapie von Dermatomykosen. Perimed, Erlangen, pp 29–34
12. Ritter W, Stettendorf S, Weber H (1982) Pharmacokinetics of bifonazole and their clinical implications. In: Urabe H, Zaias N, Stettendorf S (eds) International antifungal symposium, Tokyo. Exerpta Medica 1982, pp 48–59
13. Saffé F (1985) Bifonazol – Wirksamkeit und Verträglichkeit. In: Meinhof W, Nolting S (eds): Bifonazol: Therapie von Dermatomykosen. Perimed, Erlangen, pp 85–91
14. Shadomy S, Dixon DM, May R, Shadomy BL (1982): In vitro and in vivo activity of bifonazole. In: Urabe H, Zaias N, Stettendorf S (eds) International antifungal Symposium, Tokyo. Exerpta Medica 1982, pp 18–28
15. Stettendorf S (1983) Tolerability and efficacy of bifonazole in dermatomycoses. Arzneim-Forsch/Drug Res 33 (1): 750–754
16. Stettendorf S (1984) Bifonazole – a synopsis of clinical trials worldwide. Status and outlook. Dermatologica 169/Sl: 69–76
17. Szarmach H, Stettendorf S (1985) Klinische und mykologische Untersuchungen über die Wirksamkeit und Verträglichkeit von Bifonazol bei Hautmykosen. In: Meinhof W, Nolting S (1985) Bifonazol: Therapie von Dermatomykosen. Perimed, Erlangen, 39–46
18. Tessendorf R, Janssen K, Saffé F (1984) Dermatomykosen auf dem Vormarsch. Ärztl Praxis 36, (84): 2413–2414
19. Tessendorf R, Janssen K, Saffé F (1984) Neues Antimykotikum erhöht die Compliance. Ärztl Praxis 36, (99): 3049–3050
20. Tessendorf R, Janssen K, Saffé F (1985) Antimykotikum deckt breites Erregerspektrum ab. Ärztl Praxis 37 (10): 296–298

21. Voigt G (1985) Intertriginöse Mykosen und ihre Therapie. Ärztl Kosmetologie 15, 178–183
22. Winter N, Winter G, Ulm K (1985) Bifonazol – überzeugendes Argument für lokale Behandlung der Tinea inguinalis. GIT Suppl 5 (5): 46–48
23. Zaias N, Battistini F, Gomez-Urcuyo F, Correa L, De la Rosa I (1982) Treatment of glabrous skin dermatophytosis with topical 1% bifonazole: a double-blind study. In Urabe H, Zaias N, Stettendorf S (eds) International antifungal symposium, Tokyo Exerpta Medica 1982, pp 74

Diskussion nach den Beiträgen von
Dr. Lalošević, Prof. Muscardin und Herr Saffé

Liden, Schweden: Ich möchte Herrn Saffé fragen, was der Grund für die Empfehlung unterschiedlicher Behandlungszeiten zwischen 2 und 4 Wochen war, und welchen Langzeiteffekt es auf Pityriasis versicolor gab; führten Sie hier eine Nachuntersuchung nach einigen Monaten durch?

Saffé, Deutschland: Zur ersten Frage: Der Hintergrund für die empfohlene Behandlungsdauer sind Ergebnisse aus einigen Studien, die in den Jahren vor dieser Studie von Stettendorf durchgeführt wurden. Und zur zweiten Frage, es gab keine auf lange Sicht ausgelegte Nachuntersuchungen. Das war bei dieser Art von Phase-IV-Studie nicht möglich.

Kaufmann, Deutschland: Wir führten Sie die Untersuchungen von Kulturen bei Pityriasis versicolor durch?

Saffé, Deutschland: Die Dermatologen verwendeten mikroskopische Untersuchung und Wood-Licht zur Bestätigung der Diagnose. Es gab keine Kulturuntersuchungen.

Ashton, Großbritannien: Haben Sie irgendwelche Daten über in Kultur gezüchtete Organismen, und welche Organismen erwiesen sich als resistenter oder empfindlicher auf Bifonazol, da wir nur die klinische Diagnose gesehen haben.

Saffé, Deutschland: Ich habe ein Verzeichnis von identifizierten Erregern, es gab in dieser Studie jedoch keine Resistenzprüfung.

Groth, Schweden: War es Ihnen möglich, diese Patienten über einen längeren Zeitraum zu beobachten? Ich meine damit, haben Sie spätere Befunde hinsichtlich von Rezidiven?

Saffé, Deutschland: Eine langfristige Nachuntersuchung ist bei einer derart großen Studie der Phase IV nicht möglich; dies ist nur bei unizentrischen Studien durchzuführen.

Meinhof, Deutschland: Noch eine sehr kurze Frage an Herrn Saffé: Habe ich richtig verstanden, daß die 10 Patienten mit allergischen Reaktionen mittels Patch-Test bestätigt wurden?

Saffé, Deutschland: Ja, das ist richtig. Bei 10 Patienten war der Patch-Test positiv und die getestete Substanz war Cetylstearylalkohol, ein Cremebestandteil. Hinsichtlich der Gesamtzahl von 6747 Patienten und den 287 Patienten mit Nebenwirkungen war das Auftreten von allergischen Reaktionen durchaus selten.

Hay, Großbritannien: Kann ich eine andere Frage über die Reduzierung der Behandlungszeit bei Pityriasis versicolor stellen, die etwas weiter führt? Es gibt eine Anzahl von Forschern hier, die ihr Augenmerk auf sehr kurze Behandlungszeiten wie auch auf eine Einzeldosis gerichtet haben. Können Sie irgendwelche Erläuterungen zu dieser Vorgehensweise machen. Haben Sie irgendwelche Erfahrungen damit?

Hay, Großbritannien: Wir haben eine Einzeldosisbehandlung ins Auge gefaßt und ich weiß, daß Dr. Del Palacio in Spanien mit einer Ein-Tages-Behandlung wirklich ganz gute Ergebnisse erhalten hat, vielleicht nicht so gute wie innerhalb von 14 Tagen, aber nichtsdestoweniger sehr zufriedenstellend.

Stettendorf, Deutschland: Wir unternahmen einige Versuche zur Verkürzung der Behandlungsdauer besonders bei Pityriasis versicolor. Studien wurden doppelblind durchgeführt, im Vergleich 2 Wochen mit einer Woche und es gab keinen Unterschied zwischen einer 2wöchigen und einer 1wöchigen Behandlung. Sie haben Erfahrung mit nur einer einzigen Behandlungsperiode und den Arbeiten darüber, aber wahrscheinlich nicht so gut wie bei 1wöchiger Behandlung. Ich würde auch Dr. Del Palacio gerne fragen, da Sie Erfahrung hat und eine Vergleichsstudie mit 1-, 2- und 3tägiger Behandlung durchgeführt hat. Ich möchte Sie bitten, Dr. Palacio, uns Ihre Ergebnisse mitzuteilen oder einige kurze Bemerkungen dazu.

Palacio, Spanien: Wir behandelten 90 Patienten mit 3 unterschiedlichen Schemata. Ein Drittel wurde über 1 Tag mit einer einzigen Anwendung behandelt, die nächsten 30 Patienten mit 2 Anwendungen am 1. Tag und 3. Tag, und weitere 30 Patienten mit Anwendungen am Tag 1, Tag 3 und Tag 6. Nach der statistischen Auswertung hatten die Patienten nach einer 3tägigen Behandlung sehr gute Befunde, da beinahe alle entsprechend mykologischer und klinischer Kriterien geheilt waren. Anscheinend würden mit einer 3tägigen Behandlung erreichten Heilungsraten einer 1wöchigen oder 2wöchigen Behandlung mit Bifonazol entsprechen, obwohl wir nur in einer offenen Studie diese 3 Behandlungsschemata erprobten und nicht mit 2- oder 1wöchigen Verläufen verglichen haben. Aber letztes Jahr haben wir in einer weiteren Studie 1wöchige und 2wöchige Behandlung auch miteinander verglichen; beide Therapieschemata waren gleich wirksam, das heißt daß zwischen den beiden Behandlungen mit Bifonazol keine statistischen Unterschiede zu beobachten waren.

Geerdink, Niederlande: Eine Frage an Herrn Saffé: soweit ich verstanden habe, zeigten ungefähr 10% aller untersuchter Patienten keine Reaktion auf Bifonazol. Ist es möglich, daß diese 10% an einer anderen Hauterkrankung litten? Ich meine, wenn Sie die Patienten nach ein paar Wochen nachuntersucht haben, welche Art von Hauterkrankung stellten Sie fest? War das noch eine Pilzerkrankung?

Saffé, Deutschland: Es könnte möglich sein, daß es andere Hauterkrankungen waren, aber ich habe keinerlei Befunde darüber.

Ergebnisse einer Studie mit Bifonazol (1% Gel) und Sulconazol-Creme bei Tinea pedis und Tinea cruris an Fabrikarbeitern

D. J. Thomas und A. Evans

Medical Service, Radiological Centre, Cwm Colliery Llantwit Frardre, Nr. Pontypridd, Glam., Großbritannien

Zusammenfassung

Eine randomisierte Einfachblindstudie wurde an 106 Fabrikarbeitern mit Tinea pedis und/oder Tinea cruris durchgeführt. Die Patienten wurden entweder mit 1%igen Bifonazol-Gel einmal täglich oder mit 1%iger Sulconazol-Creme 2mal täglich über 3 Wochen in zufälliger Verteilung behandelt.

Von den 106 Fabrikarbeitern zogen wir insgesamt 97 Patienten mit 108 betroffenen Regionen für die Auswertung heran. Die Patienten wurden klinisch beurteilt und, falls möglich, wurden Hautproben für eine mykologische Untersuchung entnommen. Die Entnahme erfolgte vor, während und nach der Behandlung, sowie 4 Wochen später für eine Nachkontrolle.

Eine mykologische Beurteilung erfolgte an 16 Bifonazolapplikationsstellen [15-T.pedis (Interdigitalhaut), 1-T.cruris] und an 10 Sulconazolstellen [8-T.pedis (Interdigitalhaut), 1-T.pedis (Fußsohle), 1-T.cruris]. Am Ende der Behandlung wurde bei 14 von 16 (87,5%) Bifonazolfällen und bei 7 von 10 (70%) Sulconazolfällen aus mykologischer Sicht eine Heilung erzielt. Der Arzt beurteilte die Reaktion auf die Behandlung als Remission oder deutliche Besserung bei 100% der mit Bifonazol behandelten Regionen und bei 90,9% der mit Sulconazol behandelten Stellen. Keine der bifonazolbehandelten Stellen benötigte eine Nachbehandlung;

Sulconazol versagte in einem Fall und bei einem weiteren, initial mit Sulconazol behandelten Fall trat später ein Rezidiv auf.
In der Bifonazolgruppe waren 20 Regionen und in der Sulconazolgruppe 18 vor der Behandlung aus mykologischer Sicht befundnegativ, jedoch waren beide Präparate noch allgemein wirksam.
Beide Medikamente wurden sehr gut vertragen und von den Patienten als angenehm empfunden. Keiner der Patienten klagte über unerwünschte Arzneimittelwirkungen. Ein mit Bifonazol behandelter Patient glaubte, daß seine Läsion anfänglich wegen der Fettigkeit des Präparates stärker aufblühte.
Auf rein klinischer Basis stellten mehrere Patienten eine deutliche rasche Heilung mit Bifonazol fest und beendeten die weitere Behandlung.

Einleitung

Viele Personen, die in der Schwerindustrie arbeiten, sind während der Arbeit und in den Duschräumen einer warmen und feuchten Umgebung ausgesetzt. Die Folge ist, daß solche Personen im allgemeinen an Tinea pedis und Tinea cruris leiden, da diese Dermatomykosen sich unter solchen Bedingungen kräftig entwickkeln. Einige dieser Arbeiter litten über viele Jahre unter der Erkrankung und dies häufig nach wiederholten Behandlungen mit verschiedenen Antimykotika. Die Ursachen hierfür sind zahlreich und können von der Anwendung eines Antimykotikums mit kleinerem Wirkungsspektrum bis hin zu Compliance-Problemen reichen, entweder weil die Therapie wenigstens 2mal während der Arbeit angewendet werden muß oder weil Medikamente gar nicht erst angewandt werden, insbesondere dann, wenn sie sehr fettig sind.
Hinzu kommt oft noch eine Billigung des Leidens, da für solche Arbeiter die Krankheit als ganz „normal" angesehen wird.
Die Frage der Patienten-Compliance mit bestimmten Therapieprogrammen und die Entwicklung von einfacheren, wirksameren und angenehmeren Behandlungsmöglichkeiten ist deshalb von erstrangiger Bedeutung. Dies ist besonders wichtig, um die Krank-

heit auch dann in den Griff zu bekommen, wenn Laboruntersuchungen nicht ohne weiteres möglich sind.

Das neue Breitbandantimykotikum Bifonazol (1-[4-Biphenyl] benzyl-Imidazol), ein Imidazolderivat, erwies sich in vitro als hoch wirksam gegenüber vielen medizinisch relevanten Pilzen, besonders gegen Dermatophyten und gegen Corynebacterium-Spezies [1]. Bifonazol zeigte eine lange Verweildauer auf der Haut und war bei einmaltäglicher Applikation der 1%igen Lösung bei der Behandlung von Dermatomykosen wirksam [2].

Eine randomisierte Einfachblindvergleichsstudie wurde initiiert, um Wirksamkeit und Eignung dieses neuen Imidazolderivats als 1%ige Gelzubereitung mit der von 1%iger Sulconazol-Creme bei Fabrikarbeitern im Phurnacite Plant der National Smokeless Fuels Limited Süd-Wales, zu vergleichen. Rauchloser Markentreibstoff wird in diesem Werk durch Karbonisation von Anthrazitkohle mit Pech bei einer Temperatur von 800 °C hergestellt. Da im Herstellungsprozeß Pech verwendet wird, müssen sich alle Leute von Rechts wegen 2mal jährlich einer Hautuntersuchung durch den betreuenden Werksarzt unterziehen.

Patientengut und Methoden

Alle Arbeiter, die sich beim medizinischen Zentrum vorstellten, wurden untersucht, und bei Verdacht auf Tinea pedis und/oder Tinea cruris gebeten, an der Studie teilzunehmen. Es wurde eine klinische Befundkarte angelegt. Sie wurden dem zuständigen Krankenpfleger zugewiesen, der, wo es möglich war, Hautabstriche für die mykologische Untersuchung vornahm, die wiederum von Dr. David Warnock (Pathologische Abteilung des Bristol Royal Krankenhauses) beurteilt wurden. Nach entsprechender Information durch den Krankenpfleger erhielt jeder Patient ein identisches Behältnis, das entweder Behandlungsschema A oder B mit der Patientenanweisung enthielt – entsprechend der vorherigen Zufallsverteilung. Die Zuteilung erfolgte in numerischer Reihenfolge. Behandlung „A" war 1%iges Bifonazol-Gel, über 21 Tage einmal täglich vor Arbeitsbeginn zu applizieren, und

Behandlung „B" war 1%ige Sulconazol-Creme, über 21 Tage 2mal täglich zu applizieren – vor Beginn und nach Ende der Arbeit. Jeder Patient wurde 3 Wochen lang wöchentlich und dann wieder 4 Wochen nach Behandlungsende untersucht. Bei jeder Visite wurden die Anfangsuntersuchungen wiederholt, und jeder Patient wurde nach der Annahme der Behandlung und nach eventuellen Nebenwirkungen befragt. Die 106 Patienten waren alle männliche Weiße im Alter zwischen 30 und 60 Jahren (Durchschnittsalter der Bifonazolgruppe 43,1 Jahre, in der Sulconazolgruppe 43,2 Jahre).

Ergebnisse

Von den 106 ausgewählten Patienten befanden sich 52 in der Bifonazolgruppe und 54 in der Sulconazolgruppe. Von diesen Patienten stellten sich 6 aus der Bifonazolgruppe und 3 aus der Sulconazolgruppe nicht mehr vor und wurden deshalb von den weiteren Untersuchungen ausgeschlossen. Die verbleibenden 97 Patienten wiesen 38 mykologisch positive Regionen (18 Bifonazol, 20 Sulconazol), und 70 mykologisch negative Regionen auf (32 Bifonazol, 38 Sulconazol). In beiden Gruppen berichteten mehrere Männer über eine rasche Heilung. Sie führten die Behandlung zu Ende.

Wirksamkeit bei mykologisch gesicherten Infektionen

In der Bifonazolgruppe gab es 18 mykologisch gesicherte Infektionsstellen (17mal T. pedis (interdigital), einmal T. cruris), und in der Sulconazolgruppe 20 (17mal T. pedis (interdigital), einmal T. pedis (Fußsohle), 2mal T. cruris). Bei den isolierten Organismen beider Gruppen handelte es sich um Dermatophyten (Tabelle 1). Es gab 2 Regionen in der Bifonazolgruppe und 9 in der Sulconazolgruppe, die für eine klinische und mykologische Evaluierung als unklar eingestuft wurden. Zur mykologischen Heilungsrate siehe Tabelle 2.

Tabelle 1. Erreger

	Bifonazol	Sulconazol
T. rubrum	9	2
T. mentagrophytes	5	3
E. floccosum		1
nicht identifiziert, nur mikroskopiert	2	4
Gesamt	16	10

Tabelle 2. Mykologische Beurteilung

Diagnose	nach der Behandlung geheilt				Rezidiv bei Nachuntersuchung			
	Bifonazol		Sulconazol		Bifonazol		Sulconazol	
	n	(%)	n	(%)	n	(%)	n	(%)
T. pedis (interdig.)	13/15	(86,7)	6/8[a]	(75)	1/8	(12,5)	0/7	
T. pedis (Fußsohle)			0/1				0/1	
T. cruris	1/1	(100)	1/1	(100)	0/1			
Insgesamt	14/16	(87,5)	7/10	(70)	1/9	(11,1)	0/8	

[a] Eine Region sprach auf die Behandlung nicht an und wurde nachbehandelt bevor ein nochmaliger Hautabstrich entnommen wurde.

Beide Präparate waren hoch wirksam zur Linderung von Infektionsanzeichen und -symptomen (Tabelle 3). Der Arzt beurteilte die Reaktion auf die Behandlung als Remission oder markante Besserung in 100% der Fälle in der Bifonazolgruppe und bei 90,9% in der Sulconazolgruppe. Außerdem wurden die Gesamtsymptom-Skalen (GSS) unter Berücksichtigung von Erythem, Mazeration und Fissurenbildung anhand einer Vierpunkteskala bestimmt (0 = keine; 1 = leicht; 2 = mäßig; 3 = schwer). Für die Bifonazol- und Sulconazolgruppe waren die GSS-Veränderungen am Behandlungsende, verglichen mit denen zuvor hoch signifikant ($p < 0,001$).

Tabelle 3. Beurteilung der mykologisch positiven Regionen nach erfolgter Behandlung

Diagnose	Remission/markante Besserung			
	Bifonazol		Sulconazol	
	n	(%)	n	(%)
T. pedis (interdigital)	15/15	(100)	8/9	(88,9)
T. pedis (Fußsohle)			1/1	(100)
T. cruris	1/1	(100)	1/1	(100)
Insgesamt	16/16	(100)	10/11	(90,9)

Wirksamkeit bei mykologisch nicht gesicherten Infektionen

Es gab in der Bifonazol-Gruppe 32 Regionen, die vor der Behandlung einen mykologisch negativen Befund aufwiesen (Füße 23mal, Leiste 5mal, Hände 2mal und Körper 2mal); in der Sulconazolgruppe waren es 38 (Füße 26mal, Leiste 7mal, Hand einmal und Körper 4mal). Ebenso waren 12 Regionen in der Bifonazolgruppe und 20 in der Sulconazolgruppe klinisch unklar. Meist waren beide Präparate auch in diesen Fällen wirksam (Tabelle 4).

Tabelle 4. Beurteilung der mykoligisch negativen Regionen nach erfolgter Behandlung

Lokalisation	Remission/markante Besserung			
	Bifonazol		Sulconazol	
	n	(%)	n	(%)
Füße	8/13	(61,5)	11/12	(91,7)
Leiste	3/3	(100)	1/2	(50)
Hände	2/2	(100)	1/1	(100)
Körper	1/2	(50)	1/3	(33,3)

Verträglichkeit und Akzeptanz

Insgesamt standen 97 Patienten für eine Beurteilung hinsichtlich Verträglichkeit und Akzeptanz zur Verfügung (46 Bifonazol, 51

Sulconazol), einschließlich der Patienten, die klinisch und mykologisch unklar blieben. Keiner der Patienten berichtete über unerwünschte Nebenwirkungen. Für beide Präparate war die Akzeptanz bei den Patienten meist gleich groß, allerdings bemängelten einige Männer, daß die Präparate fettig seien.

Diskussion

Die Ergebnisse dieser Studie zeigen, daß 1%iges Bifonazol-Gel, täglich einmal appliziert, genauso effektiv bei der Behandlung superfizieller Dermatopyteninfektionen unter schwierigen Bedingungen war wie die etablierte Behandlung mit 1%iger Sulconazol-Creme, 2mal täglich appliziert.
T. cruris ist eine allgemein verbreitete Krankheit in dieser Arbeitergruppe. Acht Monate vor Beginn dieser Studie blieben die Männer wegen eines Streiks über 1 Jahr von der Arbeitsstelle fern, und bei ihrer Rückkehr hatten die meisten keine Anzeichen von T. cruris mehr. Doch hatten die wenigen Arbeiter der Studie mit T. cruris eine rasche und vollständige Abheilung zu verzeichnen, wie es in weiteren ähnlich angelegten Studien bestätigt wurde [3].
Es ist für den Werksrat immer schwierig, bei Patienten mit Verdacht auf Pilzinfektion die Diagnose durch mykologische Evaluierung zu bestätigen, falls nicht die Möglichkeit der Untersuchung in einem mykologischen Labor besteht. So basiert die Beurteilung einer effektiven Therapie oft auf der klinischen Untersuchung. Die klinische Diagnose vor Behandlungsbeginn wurde bei 38 Lokalisationen mykologisch bestätigt, davon 18 in der Bifonazolgruppe und 20 in der Sulconazolgruppe, sowie 70 Regionen, die mykologisch negativ waren (32 in der Bifonazolgruppe und 38 in der Sulconazolgruppe). Dessen ungeachtet wurden beide Medikamente sehr gut vertragen und waren den Patienten angenehm. Beide Präparate bewirkten in nahezu allen Fällen eine klinische Heilung.
Diese Studie betonte einmal mehr, daß Patienten sehr deutliche und präzise schriftliche und mündliche Anweisungen erhalten müssen, damit die Behandlungstherapie während der Arbeit

effektiv angewendet wird. Es ist wichtig hervorzuheben, in welchen Mengen und wie oft die Medikamente angewendet werden sollen. Das Ziel muß sein, eine möglichst kleine, aber wirksame Menge zu applizieren, und wenn möglich nur einmal täglich [4]. Das benutzte Medikament darf nicht zu fettig sein, da Männer, die unter heißen und feuchten Bedingungen in der Schwerindustrie arbeiten, dies als unzumutbar empfinden [5]. Ferner ist entscheidend, welche Wirkstoffe auch immer angewendet werden, daß bei der Behandlung dieser „trivialen Hautinfektionen" nach dem Baden die Haut sorgfältig abgetrocknet wird. Die Gelform eines Antimykotikums hat sich hier nützlicher erwiesen, als eine Fett- oder Cremeform.

Danksagung: Die Autoren möchten sich für die Unterstützung bei folgenden Personen bedanken: Dr. David Warnock, Pathologische Abteilung, Bristol Royal Krankenhaus, für die mykologische Auswertung; Mr. J.E. Bailey, Statistiker, Epsom, Surrey;
Mr. P.A. Llewellyn, Senior Clinical Research Associate, Pharmaceutical Division, Bayer UK Limited für die Beschaffung des klinischen Materials, Fragebögen und Versuchsaufzeichnungen; Mrs. Diana Deacon für die Schreibarbeiten.

Literatur

1. Plempel M, Regal E, Buchel KH (1983) Antimycotic efficacy of bifonazole in vitro and in vivo. Arzneimittelforsch 33: 517–524
2. Bagatell FK (1985) Elimination of dermatophytes causing tinea pedis interdigitalis with once daily application of bifonazole 1% solution. International Society for Human and Animal Mycology IXth International Congress, Atlanta, GA. Abstract R 9–5
3. David LM, Vieien NK, Schmidt JD, Murtishaw W, Smith EB (1973) Topical clotrimazole in dermatophytosis. Curr Ther Res 15 (3): 133–137
4. Noyce PR (1982) Patient compliance in drugs and prescribing. Update Publications, August, 391–397
5. Thomas DJ (1976) A study in industry of clotrimazole cream in tinea pedis and tinea cruris. Curr Med Res Opin 3 (9): 630–633

Bifonazol bei der Behandlung von Dermatomykosen: Ergebnisse einer Multicenterstudie in Italien

E. Panconesi und *E. M. Difonzo*

Institut für klinische Dermatologie und Syphilologie, Univ. von Florenz, Via Alfani 37, Florenz, Italien

Zusammenfassung

Seit 1984 wurden an 65 italienischen dermatologischen Zentren (Universitäts- und Krankenhausabteilungen) Wirksamkeit und Verträglichkeit von lokal anzuwendenden Präparaten, die 1% Bifonazol in Creme-, Lösungs-, Puder- und Gelform enthalten, untersucht. Unsere Fallstudien umfassen ca. 1000 Personen mit superfiziellen Mykosen (Dermatophytosen, Candidosen, Pityriasis versicolor). Vor Beginn der Behandlung, zum Ende und 15 Tage danach wurden klinische und Laboruntersuchungen (direkte mikroskopische Untersuchung, Kulturen, Wood-Licht-Untersuchungen) durchgeführt. Mit kurzen Behandlungszeiten – meist zwischen 2 und 3 Wochen – erhielten wir ausgezeichnete Ergebnisse. Die lokale Verträglichkeit der Präparate war sehr gut.

Einleitung

Pilotstudien zur klinischen Erprobung von Bifonazol gab es seit 1979, und unsere Abteilung war eine der ersten, die daran teilnahm. Über vorläufige Ergebnisse unserer Studien wurde anläßlich des 1. Inernational Antifungal Symposion on Bifonazol im Mai 1982 [1] in Tokio berichtet. Die Gesamtzahl der durch unser Institut behandelten und untersuchten Fälle beläuft sich gegenwärtig auf 132 und dokumentiert die klinische Wirksamkeit und lokale Verträglichkeit von Bifonazol. Ziel der italienischen Multicenterstudie war es, die Wirksamkeit und lokale Verträglichkeit von 1% Bifonazol als Creme-, Lösungs- und Gelpräparat bei einer großen Fallzahl zu bestätigen, wie dies bereits in neueren Studien andernorts geschehen ist.

Patientengut und Methoden

Die Untersuchung begann 1984 an 65 verschiedenen italienischen dermatologischen Einrichtungen. Patienten beiderlei Geschlechts (Alter über 2 Jahre) wurden nach mykologischer Untersuchung zur Bestätigung der Diagnose „superfizielle Hautmykose" in die Studie aufgenommen (Dermatophytose, Kandidose, Pityriasis versicolor). Personen mit Mischinfektionen, bekannter oder vermuteter Überempfindlichkeit gegen Imidazolverbindungen oder -derivaten und Schwangere (eine reine Vorsichtsmaßnahme) wurden nicht in das Kollektiv aufgenommen. Personen, die eine vorausgehende Antimykotikbehandlung wenigstens 3 Wochen vor unsere mykologischen Untersuchungen nicht beendet hatten, wurden ebenfalls ausgeschlossen. Der Versuchsablauf forderte eine einmalige tägliche Medikation am Abend über 2–4 Wochen ohne weitere lokale oder systemische antimykotische Zusatzbehandlung. Mykologische Untersuchungen (direkte mikroskopische Untersuchung, Kultur und Untersuchung unter Wood-Licht bei Pityriasis versicolor) wurden vor Behandlung, zu Behandlungsende und 2 Wochen danach in allen Fällen durchgeführt. Zur gleichen Zeit wurden die subjektiven Symptome und klinisch-morphologischen Kriterien unter Anwendung eines konventionellen Punktesystems aufgezeichnet, wobei Null das Fehlen oder minimale Anzeichen einer Hautveränderung anzeigte.

Die Multicenterstudie umfaßte insgesamt 1068 Personen (573 Männer und 495 Frauen im Alter von 3 bis 61 Jahren; das Durchschnittsalter betrug 32,7 Jahre). Tabelle 1 zeigt eine Zusammenfassung der Hauptcharakteristika. Die Personen sind nach Art der Mykose aufgeführt.

Tabelle 1. Multicenterstudie mit Bifonazol in Italien

Dermatomykose	Anzahl der Fälle
• Dermatophytose	599
• Pityriasis versicolor	325
• Hautkandidose	144
• Insgesamt	1068

Jede Klinik hatte die freie Wahl der Anwendungsform, die sie bei den verschiedenen Mykosen abhängig von Lokalisation und Infektionsstadium benutzen wollten (z. B. wählten die meisten Zentren die Lösungsform für die Behandlung intertriginöser Areale und bei akuten Infektionen).

Die für 394 Fälle von Dermatophytosen verantwortlichen Erreger waren: *Microsporum canis* (an erster Stelle), *Trichophyton rubrum* (der zweithäufigste Erreger), gefolgt von *Epidermatophyton floccosum* und *Trichophyton mentagrophytes*. Einige kleinere Kliniken könnten die Pilzspezies nicht präzise genug identifizieren.

Ergebnisse

Die durchschnittliche zur Heilung benötigte Zeit war kurz: 19 Tage für Tinea cruris und bis zu 23 Tage für Tinea manuum (Tabelle 2). Die Ergebnisse sind in Tabelle 3 aufgeführt: 81,3% der Dermatophytosen wurden vollständig geheilt, 11,5% wiesen eine klinische Besserung auf, und nur 3,6% zeigten keinerlei Besserung.

Tabelle 2. Multicenterstudie mit Bifonazol in Italien. Durchschnittliche Behandlungstage für die Heilung von 599 Fällen mit Dermatophytose

→ Tinea corporis	21
→ Tinea cruris	19
→ Tinea pedis	20
→ Tinea manuum	23

Tabelle 3. Multicenterstudie mit Bifonazol in Italien. Behandlungsergebnisse bei 599 Fällen mit Dermatophytosen

	Anzahl der Patienten (%)				
	klinische und mykologische Heilung	klinische Besserung	keine Reaktion	Ausfälle	Insgesamt
• T. corporis	176 (83,0)	20 (9,4)	9 (4,3)	7	212
• T. cruris	163 (85,8)	20 (10,5)	3 (1,6)	4	190
• T. pedis	126 (73,6)	28 (16,4)	8 (4,7)	9	171
• T. manuum	22 (84,6)	1 (3,8)	2 (7,7)	1	26
• Insgesamt	487 (81,3)	69 (11,5)	22 (3,6)	21	599

Tinea corporis hatte die höchste Heilungsrate mit 85,8%. Die Untersuchungsbefunde 2 Wochen nach Behandlungsende zeigten 92% (393 Personen) von 394 mit vollständiger Heilung; die übrigen Patienten stellten sich mit bemerkenswerter klinischer Besserung vor.

Für die 325 Fälle von Pityriasis versicolor (Tabelle 4) betrug die durchschnittliche Behandlungsdauer 17 Tage. 82,8% wurden vollständig geheilt, 13,2% zeigten eine klinische Besserung, und nur 2,5% hatten auf die Behandlung nicht reagiert. Tabelle 5 zeigt die Behandlungsergebnisse bei 144 Fällen von Hautkandidose. Die Behandlung dauerte im Durchschnitt 21 Tage, mit vollständiger Heilung von 72,9%, klinischer Besserung bei 20,1% und fehlender Reaktion bei 7%. Die Nachuntersuchung zeigte eine vollständige Heilung bei 93,7% der 132 Personen, die sich wieder vorgestellt hatten.

Tabelle 4. Multicenterstudie mit Bifonazol in Italien. Behandlungsergebnisse bei 325 Fällen von Pityriasis versicolor

Anzahl der Patienten (%)				
klinische und mykologische Heilung	klinische Besserung	keine Reaktion	Ausfälle	Insgesamt
269 (82,8)	43 (13,2)	8 (2,5)	5	325

durchschnittliche Behandlungstage: 17

Tabelle 5. Multicenterstudie mit Bifonazol in Italien. Behandlungsergebnisse bei 144 Fällen von Kandidosis

Anzahl der Patienten (%)				
klinische und mykologische Heilung	klinische Besserung	keine Reaktion	Ausfälle	Insgesamt
105 (72,9)	29 (20,1)	10 (7,0)		144

durchschnittliche Behandlungstage: 21
Nachuntersuchung: klinische und mykologische Heilung: 93,7%

Tabelle 6. Multicenterstudie mit Bifonazol in Italien. Behandlungsergebnisse mit den verschiedenen Anwendungsformen

	Anzahl der Patienten (%)				
	klinische und mykologische Heilung	klinische Besserung	keine Reaktion	Ausfälle	Insgesamt
• Creme	454 (79,0)	77 (13,4)	25 (4,3)	18	574
• Lösung	206 (80,7)	40 (15,7)	8 (3,1)	1	255
• Gel	201 (84,1)	24 (10,0)	7 (2,9)	7	239
• Insgesamt	861 (80,6)	141 (13,2)	40 (3,7)	26	1068

Bezüglich der applizierten Anwendungsform (Tabelle 6) wurden die besten Ergebnisse mit dem Gel erzielt. Diese Tabelle gibt auch eine Gesamtübersicht der Wirkung des Bifonazol bei den 1068 behandelten Fällen wieder: vollständige Heilung in 80,6% der Fälle, klinische Besserung bei 13,2% und fehlende Reaktion bei 3,7%.

Die Verträglichkeit des Medikamentes wurde im allgemeinen und bezogen auf die jeweilige Anforderungsform beurteilt (Tabelle 7); Die Verträglichkeit war in 96% der Fälle ausgezeichnet, genügend bei 1,9% und ungenügend bei 0,9%. Unterschiede in der Verträglichkeit bei Creme, Lösung oder Gell wurden nicht beobachtet.

Tabelle 7. Multicenterstudie mit Bifonazol in Italien. Verträglichkeit bei 1068 Personen (%)

	ausgezeichnet	gut	gering	unbekannt	Insgesamt
• Creme	651 (96,0)	9 (1,5)	7 (1,2)	7	574
• Lösung	244 (95,7)	7 (2,7)	1 (0,4)	3	255
• Gel	230 (96,2)	5 (2,0)	2 (0,8)	2	239
• Insgesamt	1025 (96,0)	21 (1,9)	10 (0,9)	12	1068

Schlußfolgerungen

Es zeigte sich in der italienischen klinischen Multicenterstudie, daß 1% Bifonazol als Creme, Lösung und Gel sehr gute Therapieergebnisse bei Pilzinfektionen erzielte, 72,9% der Hautkandidosen bis zu 85,8% der Fälle von Tinea cruris, bei kurzer Behandlungszeit (19 bis 23 Tage). In keinem Fall sah man Anzeichen systemischer Nebenwirkungen. Die lokale Verträglichkeit war sehr gut; lediglich ein Patient von 1068 mußte die Behandlung wenige Tage nach dem Start wegen Unverträglichkeit abbrechen. Diese Befunde bestätigten die bereits bei anderen breit angelegten Fallstudien seit 1982 berichteten Ergebnisse, einschließlich unserer eigenen persönlichen Beobachtungen [1, 2, 3, 4]!
Zusammen mit der Überlegung, daß Bifonazol eine lange Hautverweildauer besitzt, – wodurch eine einmalige Applikation pro Tag anstelle 2- bis 3maliger Anwendung bei anderen Antimykotika möglich wird – führen diese Befunde zu dem Ergebnis, daß Bifonazol das Medikament der Wahl zur Behandlung superfizieller Mykosen ist.

Literatur

1. Plempel M, Regel E, Buchel KH (1983) Antimycotic efficacy of bifonazole in vitro and in vivo. Arzneimittel Forsch 33 (1): 517–524
2. Berg D, Regel E, Harenburg HE, Plempel M (1984) Bifonazole and clotrimazole, their mode of action and the possible reason for the fungicidal behaviour of bifonazole. Arzneimittel Forsch 34 (1): 139–146

3. Bagatell FK (1985) Elimination of dermatophytes causing tinea pedis interdigitalis with once daily application of bifonazole 1% solution. International Society for Human and Animal Mycology IXth International Congress, Atlanta, GA, Abstract R 9–5
4. Goffe BS (1985) Response of tinea corporis/cruris and tinea (Pityriasis) versicolor to once a day topical treatment with bifonazole cream – a safety and efficacy study. International Society for Human and Animal Mycology IXth International Congress, Atlanta, GA, Abstract R 9–7
5. Belli L, Galimberti R, Negroni R, Rohwedder R, Castro JM (1985) Treatment of tinea corporis or tinea cruris with bifonazole 1% gel: an open multicentre study. Pharmatherapeutica 4 (2): 106–108
6. Earl D, Allenby L, Richards H, Wright CMV (1986) Bifonazole 1% gel in the treatment of superficial dermatophytoses and erythrasma of the feet and groin. Pharmatherapeutica 4 (8): 532–535
7. Roberts D, Adriaans B, Gentles JC (1985) A comparative study of once daily bifonazole cream versus twice daily miconazole cream in the treatment of tinea pedis. Mykosen 28 (11): 550–52
8. Meinhof W, Girardi RM, Stracke A (1984) Patient non-compliance in dermatomycosis. Dermatologica 169 (suppl 1): 57–66
9. Hay RJ (1985) Ketoconazole: a reappraisal. Br Med J 290: 260–261

Vergleichende klinische Prüfung: Bifonazol:Miconazol bei Dermatomykosen

R. Ashton

Abteilung für Dermatologie, Royal Naval Hospital Haslar, Gosport, Hamsphire PO 12 2 AA, Großbritannien

Zusammenfassung

Die klinische und mykologische Wirksamkeit von 1%igem Bifonazol-Gel (1mal täglich aufgetragen) über 3 Wochen wurde mit der 2mal täglichen Applikation von 2%iger Miconazol-Creme bei gesicherten Dermatophyteninfektionen verglichen. Insgesamt wurden 25 Patienten mit Bifonazol und 30 Patienten mit Miconazol behandelt. Einige Patienten wiesen mehr als eine erkrankte Hautregion auf. Am häufigsten wurde *Trichophyton rubrum* isoliert (59% der Bifonazolgruppe, 50% der Miconazolgruppe), danach *Trichophyton mentagrophytes* (18% in beiden Gruppen) und *Epidermophyton floccosum* (18% in beiden Gruppen). Insgesamt wurden 35 erkrankte Stellen mit Bifonazol und 37 mit Miconazol behandelt. Am Ende der Behandlung wurde bei 86% der mit Bifonazol behandelten Regionen und in 87% der mit Miconazol behandelten Bezirke eine mykologische Heilung beobachtet. Es gab bei den Nachuntersuchungen keinerlei statistisch signifikante Unterschiede hinsichtlich der Heilungs- oder Rezidivrate. Die klinische Wirksamkeit wurde mittels einer Bewertungsskala ermittelt, die Mazeration und die Fissuren auf einer Skala von 0–3. Die Mittelwerte zu Beginn und am Ende der Behandlung waren statistisch unterschiedlich und bestätigten damit die große Wirksamkeit der beiden Präparate. Der Untersucher beurteilte das Therapieergebnis mit Remission oder markanter Besserung bei 88,6% der bifonazolbehandelten und bei 70,3% der miconazolbehandelten Stellen. Beide Präparate wurden von den Patienten gut aufgenommen und vertragen, obwohl einige Patienten in jeder Gruppe unter vorübergehenden Reizungen zu leiden hatten. Die Ergebnisse dieser Studie zeigen deutlich, daß 1%iges Bifonazol-Gel, einmal täglich appliziert, mindestens genauso wirksam bei superfiziellen Dermatophyteninfektionen ist wie 2%ige 2mal täglich applizierte Miconazol-Creme.

Einleitung

Superfizielle Pilzinfektionen der Haut sind relativ häufig. Obwohl eine genaue Bestimmung der Pilze möglich ist, werden im allgemeinen Breitbandimidazolverbindungen eingesetzt, besonders in der Allgemeinpraxis, wo Laboruntersuchungen nur in Grenzen möglich sind. Diese Imidazolverbindungen sind bei bestimmten Dermatophyten, Hefepilzen, Schimmelpilzen und einigen grampositiven Bakterien wirksam. Ein Arzneimittel kann nur dann wirksam sein, wenn er vom Patienten in der vorgeschriebenen Weise genommen wird. Deshalb ist ein Präparat, das nur einmal täglich angewendet wird, dem vorzuziehen, das häufiger appliziert werden muß, da dann die Compliance sicherlich besser ist.
Bifonazol ist ein neues Imidazolderivat, das sich in vitro als hoch wirksam gegen eine große Zahl von klinisch wichtigen Pilzen erwies, insbesondere gegen Dermatophyten [1, 2]. Außerdem stellte sich bei Versuchen am Meerschweinchen eine verlängerte Hautverweildauer heraus [1], d.h., daß klinische Untersuchungen mit einer 1mal täglichen Anwendung von Bifonazol durchgeführt werden konnten. Solche Versuche haben die Wirksamkeit von Bifonazol als 1%ige Lösung [3] und 1%ige Creme [4] nachgewiesen. Die hier vorgestellte Studie wurde in Angriff genommen, um die Wirksamkeit von 1%igem Bifonazol-Gel bei 1mal täglicher Applikation aufzuzeigen im Vergleich zu einer gebräuchlichen Behandlung mit 2mal täglicher Anwendung von 2%iger Miconazol-Creme.

Methoden

Patienten mit mykologisch gesicherten Dermatophyteninfektionen wurden einem von 2 Behandlungsschemata zufällig zugeordnet: 1%iges Bifonazol-Gel einmal täglich oder 2%ige Miconazol-Creme 2mal täglich. Die Behandlung dauerte 3 Wochen. Mykologische und klinische Untersuchung wurde vor Therapiebeginn, nach 1 und 3 Wochen Therapiedauer sowie 4 Wochen nach Beendigung der Therapie durchgeführt. Die Pilzinfektion wurde mittels Gradeinteilung von Erythem, Schuppung, Mazeration und Fissuren von 0 bis 3 (0 = frei; 1 = leicht; 2 = mäßig; 3 = schwer) klinisch bewertet. Zur mykologischen Untersuchung wurden die Dermotophyten direkt mikroskopiert und in entsprechenden Kulturen angezüchtet. Nebenwirkungen und Verträglichkeit jedes Präparates wurden nach 1 und 3 Wochen der Therapie beurteilt.

Ergebnisse

Insgesamt 55 Patienten beendeten die 3wöchige Behandlung; 72 Hautregionen wurden klinisch und mykologisch untersucht (35 mit Bifonazol und 37 mit Miconazol behandelt). 22 männliche und 3 weibliche Patienten bildeten die Bifonazolgruppe (Durchschnittsalter 38,0 Jahre), während die Iconazolgruppe aus 24 männlichen und 6 weiblichen Patienten bestand (Durchschnittsalter 32,7 Jahre). In der Bifonazolgruppe gab es 3 farbige Patienten, während die übrigen Patienten Kaukasier waren.

Die Organismen und die Regionen, von denen sie isoliert wurden, sind für beide Gruppen in Tabelle 1 dargestellt. *Trichophyton rubrum* war der am häufigsten identifizierte Erreger, aber es gab auch Kulturen von *T. mentagrophytes, Epidermophyton floccosum* und *Microsporon canis*.

Ein hoher Prozentsatz der Hautstellen in beiden Behandlungsgruppen war nach 1wöchiger Behandlung mykologisch negativ. Am Ende der 3wöchigen Behandlungsperiode waren 86% in der Bifonazolgruppe und 87% der mit Miconazol behandelten Regionen mykologisch negativ (Tabelle 2). Bei der Nachuntersuchung 4

Tabelle 1. Anzahl der Hautstellen mit positiver Mykologie in der Bifonazolgruppe und Miconazolgruppe (in Klammern), aufgelistet nach Dermatophytenorganismen und Regionen (Diagnose)

Erreger	Tinea pedis			T. cruris	T. manuum	T. corporis	Insgesamt
	interdigitalis	Fußsohle	Rist				
T. rubrum	11 (7)	4 (0)	0 (1)	2 (4)	2 (4)	1 (1)	20 (17)
T mentagrophytes	5 (6)	1 (0)				0 (1)	6 (7)
E. floccosum	2 (4)	1 (0)		2 (2)		1 (1)	6 (7)
M. canis						0 (4)	0 (4)
unklar	1 (2)				1 (0)	1 (0)	3 (2)
Insgesamt	19 (19)	6 (0)	0 (1)	4 (6)	3 (4)	3 (7)	35 (37)

T, Trichophyton; *E*, Epidermophyton; *M*, Microsporum.

Tabelle 2. Beurteilung nach 21 Behandlungstagen; Hautstellen mit negativer Mykologie in den Bifonzol- und Miconazolgruppen

Diagnose	geheilt (negative Mykologie)/insgesamt (%)	
	Bifonazolgruppe	Miconazolgruppe
Tinea pedis (interdigit.)	17/19 (90)	18/19 (95)
(Fußsohle)	4/ 6 (67)	
(Rist)		1/ 1 (100)
Tinea cruris	3/ 4 (75)	5/ 6 (83)
Tinea manuum	3/ 3 (100)	3/ 4 (75)
Tinea corporis	3/ 3 (100)	5/ 7 (71)
Insgesamt	30/35 (86)	32/37 (87)

Wochen nach Behandlungsende wiesen $5/27$ und $2/26$ Regionen in der Bifonazol- bzw. Miconazolgruppe ein Rezidiv auf. Tabelle 3 zeigt die Wirkung der Behandlung auf die unterschiedlichen Erreger. *T. mentagrophytes*-Infektionen sprachen gut auf beide Behandlungen an, wohingegen *T. rubrum* schwieriger auszumerzen war und

Tabelle 3. Beurteilung (negative Mykologie) nach 21 Behandlungstagen der Erreger, in der ursprünglichen Bifonazol- und Miconazolgruppe

Erreger	ausgemerzt (negative Mykologie)/ insgesamt (%)	
	Bifonazolgruppe	Miconazolgruppe
T. rubrum	16/20 (80)	14/17 (82)
T. mentagrophytes	6/ 6 (100)	7/ 7 (100)
E. floccosum	5/ 6 (83)	7/ 7 (100)
M. canis		2/ 4 (50)
unklar	3/ 3 (100)	2/ 2 (100)
Insgesamt	30/35 (86)	32/37 (87)

T, Trichophyton; *E*, Epidermophyton; *M*, Microsporum

oft eine Reinfektion verursachte. Zwischen den Behandlungsgruppen gab es hinsichtlich der mykologischen Heilungsrate oder Rezidivrate bei der Nachuntersuchung keinen statistisch signifikanten Unterschied.

Jede Behandlungsmethode zeigte gute klinische Wirksamkeit und eine Besserung in der kombinierten Symptom-Skala (Tabelle 4), die nach der Behandlung in beiden Gruppen statistisch signifikant war ($< p$ 0,001, Wilcoxons). Die Beurteilung der Behandlung durch den Untersucher ist in Tabelle 5 dargestellt. Die Behandlungsbeurteilung „Remission" oder „markante Besserung" wurde bei 89% der mit Bifonazol behandelten Regionen, und bei 70% der mit Miconazol behandelten Regionen getroffen. Beide Behandlungen waren von den Patienten gut toleriert; keine von beiden verursachte Probleme durch unangenehmen Geruch, Abfärben der Kleidung oder Fettigkeit der Präparate. Unerwünschte Wirkungen waren leichte vorübergehende Reizungen, die von $^5/_{25}$ Bifonazolpatienten und von $^8/_{30}$ Miconazolpatienten berichtet wurden. Ein Patient, der die Miconazol-Creme anwendete, brach die Behandlung nach 5 Tagen ab wegen einer offensichtlichen allergischen Reaktion an beiden Händen.

Tabelle 4. Klinische Beurteilung nach Gesamtsymptom-Skalen der Bifonazol- und Miconazolbehandlungsgruppe vor und nach der Behandlung

Diagnose	Gesamtsymptom-Scores* (Anzahl)					
	Bifonazolgruppe			Miconazolgruppe		
	vor Behandlung	nach	(Anzahl)	vor Behandlung	nach	(Anzahl)
Tinea pedis (interdigit.)	6,2	1,0	(19)	6,8	1,7	(19)
(Fußsohle)	4,3	0,8	(6)			
(Rist)				4,0	0,0	(1)
Tinea cruris	6,8	2,2	(4)	6,0	0,8	(6)
Tinea manuum	5,0	1,7	(3)	4,8	2,8	(4)
Tinea corporis	7,3	1,0	(3)	5,9	1,1	(7)
Insgesamt	5,9	1,1	(35)	6,2	1,5	(37)

* Mit Gesamtsymptom-Skala ist die Summe der Grade für Erythem, Schuppung, Mazeration und Fissuren auf der Skala von 0 bis 3 gemeint.

Tabelle 5. Beurteilung der Behandlung vor und nach der Bifonazol- oder Miconazoltherapie durch den Untersucher

Diagnose	Arzturteil/total (%)			
	Bifonazolgruppe		Miconazolgruppe	
	Remissio/ markante Besserung	mäßige Besserung/ keine	Remissio/ markante Besserung	mäßige Besserung keine
Tinea pedis (interdigit.)	18/19 (93)	1/19 (5)	14/19 (74)	5/19 (26)
(Sohle)	5/ 6 (83)	1/ 6 (17)		
(Rist)			1/ 1 (100)	
Tinea cruris	2/ 4 (50)	2/ 4 (50)	5/ 6 (83)	1/ 6 (17)
Tinea manuum	2/ 3 (100)		1/ 4 (25)	3/ 4 (75)
Tinea corporis	3/ 3 (100)		5/ 7 (71)	2/ 7 (29)
Insgesamt	31/35 (89)	4/29 (11)	26/37 (70)	11/37 (30)

Diskussion

Betrachtet man die Behandlung von Dermatophyteninfektionen, zeigen die Ergebnisse dieser Studie deutlich auf, daß die einmalige tägliche Applikation des neuen Imidazolpräparats 1% Bifonazol-Gel genauso wirksam ist wie die etablierte Behandlung mit 2% Miconazol-Creme, 2mal täglich appliziert. Die mykologischen und klinischen Ergebnisse stimmen mit früher veröffentlichten Studien über Bifonazol-Gel in offenen, nicht vergleichenden Studien überein [5, 6] und mit solchen, die Bifonazol- und Miconazolzubereitungen bei der Behandlung von Tinea pedis verglichen [7]. Beide Präparate wurden von den Patienten gleich gut angenommen und vertragen.

Die Bedeutung der fehlenden Compliance ist bereits früher diskutiert worden [8], und sie ist besonders wichtig bei der Behandlung trivialer Hauterkrankungen. Außerdem haben Probleme, die mit oralen Ketoconazol-Präparaten [9] auftraten, die Notwendigkeit einer wirksamen lokalen Behandlungsmöglichkeit verstärkt. Ein Präparat wie Bifonazol nur einmal täglich appliziert, ist daher ein bedeutender Fortschritt gegenüber den bisher bei Dermatophyteninfektionen verfügbaren Behandlungsmöglichkeiten.

Literatur

1. Plempel M, Regel E, Buchel KH (1983) Antimycotic efficacy of bifonazole in vitro and in vivo. Arzneimittel Forsch 33 (1): 517–524
2. Berg D, Regel E, Harenburg HE, Plempel M (1984) Bifonazole and clotrimazole, their mode of action and the possible reason for the fungicidal behaviour of bifonazole. Arzneimittel Forsch 34 (1): 139–146
3. Bagatell FK (1985) Elimination of dermatophytes causing tinea pedis interdigitalis with once daily application of bifonazole 1% solution. International Society for Human and Animal Mycology IXth International Congress, Atlanta, GA, Abstract R 9–5
4. Goffe BS (1985) Response of tinea corporis/cruris and tinea (Pityriasis) versicolor to once a day topical treatment with bifonazole cream – a safety and efficacy study. International Society for Human and Animal Mycology IXth International Congress, Atlanta, GA, Abstract R 9–7

5. Belli L, Galimberti R, Negroni R, Rohwedder R, Castro JM (1985) Treatment of tinea corporis or tinea cruris with bifonazole 1% gel: an open multicentre study. Pharmatherapeutica 4 (2): 106–108
6. Earl D, Allenby L, Richards H, Wright CMV (1986) Bifonazole 1% gel in the treatment of superficial dermatophytoses and erythrasma of the feet and groin. Pharmatherapeutica 4 (8): 532–535
7. Roberts D, Adriaans B, Gentles JC (1985) A comparative study of once daily bifonazole cream versus twice daily miconazole cream in the treatment of tinea pedis. Mykosen 28 (11): 550–52
8. Meinhof W, Girardi RM, Stracke A (1984) Patient non-compliance in dermatomycosis. Dermatologica 169 (suppl 1): 57–66
9. Hay RJ (1985) Ketoconazole: a reappraisal. Br Med J 290: 260–261

Diskussion nach den Beiträgen von
Dr. Thomas, Prof. Panconesi und *Dr. Ashton*

Korting, Deutschland: Ich habe eine mehr allgemeine Frage an Dr. Ashton: Wie lange sollten wir Patienten behandeln, ehe wir Laboruntersuchung durchführen? Niemand hat bisher über die tatsächliche Behandlungsdauer gesprochen, weil wir doch die Anwendung des Medikamentes unterbrechen müssen, bevor eine mykologische Beurteilung wirklich effektiv sein kann. Glauben Sie deshalb, daß wir Bifonazol über 3 Wochen bei Dermatophyteninfektionen anwenden sollen, oder sollen wir so lange behandeln, wie klinische Symptome vorhanden sind, mit anderen Worten 14 Tage lang. Was, glauben Sie, ist für die klinische Situation am besten geeignet?

Ashton, Großbritannien: Ich glaube, alles ist ein Kompromiß, offensichtlich reagieren einige Patienten rasch auf die Behandlung, andere wiederum nicht. Möglicherweise können Ihnen Erregerkulturen bei der Entscheidung behilflich sein, wie lange jemand zu behandeln ist. Ich glaube, daß *Trichophyton rubrum* in Großbritannien viel schwieriger zu behandeln ist als andere Erreger, und deshalb auf eine geringfügig längere Behandlung erfordert. Nach etwas mehr als 3 Wochen wird die Behandlung für den Patienten lästig und die Compliance läßt schnell nach. Deshalb ist es vielleicht am besten, 3 Wochen zu behandeln, dann die Patienten 4 Wochen nach Behandlungsende wieder zu bestellen, die mykologische Untersuchung zu wiederholen und das Ergebnis zu beurteilen. Es gibt noch einen Sachverhalt, den ich bei unseren Studien vergaß zu erwähnen: Während einer 7wöchigen Nachuntersuchungsperiode stellten wir fest, daß ungefähr 5 von 25 in jeder Gruppe ein Rezidiv hatten. Es gibt also signifikante Rezidivrate; ob diese auf eine Reinfektion zurückzuführen war oder ob die Infektion nicht völlig ausgeheilt war, ist schwer zu beantworten.

Korting, Deutschland: Ja, aber noch eine weitere Frage zu diesem Punkt. Haben Sie wirklich vorher festgelegt, wie lange jemand das Medikament anwenden mußte?

Ashton, Großbritannien: Oh ja, eindeutig; jeder wurde über 3 Wochen behandelt. Es gab keinen Unterschied bezüglich der Lokalisation oder bezüglich der einzelnen Gruppen.

Hay, Großbritannien: Dr. Panconesi, häufig gibt es unterschiedliche Auffassungen der Dermatologen hinsichtlich der Vorgehensweise bei der Behandlung von Tinea cruris. Es war mein Eindruck, daß in England ungefähr 50% orale und 50% lokal behandelt werden. Ist das in Italien ebenfalls so oder wird die lokale Therapie viel häufiger angewendet?

Panconesi, Italien: Durchaus nicht. In Italien bevorzugt man die lokale Therapie. Ich glaube, daß 80%–90% der Tinea-cruris-Fälle allein mit einer lokalen Therapie behandelt werden. Wir glauben, daß die klinische Symptomatik und der morphologische Unterschied bei der Auswahl der Behandlung sehr wichtig ist.

Hay, Großbritannien: Soweit ich Ihre Befunde verstanden habe, Dr. Thomas, stellten Sie etliche Patienten mit negativem mykologischen Befund, aber klinisch infizierten Füßen fest. Haben Sie darauf geachtet, ob diese Patienten vielleicht bakterielle Infektionen hatten?

Thomas, Großbritannien: Nein, haben wir nicht, weil wir wieder einmal keine mikrobiologischen Untersuchungsmöglichkeiten hatten.

Ashton, Großbritannien: Beim Versuch, Patienten für meine Studie zu gewinnen, nahm ich am Anfang alle Patienten mit der klinischen Diagnose Tinea pedis auf, und wir erhielten viele negative Kulturen zurück. Deshalb änderten wir die Versuchsbedingungen, legten erst Kulturen an und warteten die Ergebnisse ab, ehe wir Patienten in die Studie aufnahmen. Wir schabten alle Interdigitalräume der Zehen ab. Wir hatten viele Jungen mit mangelhafter Fußhygiene. Es war wirklich auffallend, wie wenig positive Befunde herauskamen. Deshalb glaube ich, daß Sie auf Folgendes achten müssen: Es gibt viele Fälle, die nach Tinea pedis aussehen, tatsächlich jedoch nicht mykologisch gesichert sind; wahrscheinlich sind sie eine Folge von Mazeration und Schwitzen. Ich sah einen sehr schlimmen Fall, von dem ich glaubte, daß er sich garantiert als mykologisch positiv erweist; in der Tat wuchs aber in der Kultur nichts; folglich sprach er auf die Behandlung nicht sehr gut an und wurde bei unseren Ergebnissen nicht berücksichtigt.

Thomas, Großbritannien: Ich stimme völlig mit Dr. Ashton überein, daß eine übermäßige Schweißproduktion anscheinend das große Problem in den Interdigitalräumen darstellt; gerade wenn Leute sehr viel schwitzen, scheint das Endergebnis, klinisch gesehen, das gleiche zu sein, als wenn sie einen mykologisch positiven Befund hätten. Deshalb können Sie klinisch die Diagnose Tinea pedis stellen, aber mykologisch kann sie dennoch negativ sein. Nun noch eine letzte Bemerkung. Wenn die Patienten die Erkrankung sehr lange hatten, kann es sein, daß die Entzündung verschwindet, wohingegen sich die Rißbildung und Mazeration fortsetzt. Ich weiß nicht, ob dies geschieht, weil die Haut keratotisch wird, oder aus welchem Grund die Entzündung verschwindet. Zweifelsohne verschwindet sie aber, während die anderen Prozesse sich fortsetzen.

Korting, Deutschland: Ich habe eine Frage an Professor Panconesi: Wie wählten Sie die Darreichungsform aus? Stand das völlig offen, überließen Sie den jeweiligen Prüfzentren die Entscheidung, was tatsächlich eingesetzt wurde, oder legten Sie bestimmte Hautzustände fest, bei denen Gel, Lösung oder was auch immer appliziert werden sollte?

Panconesi, Italien: Die Wahl der Darreichungsform stimmte mit der klinischen Symptomatik überein, da die akuten Fälle eine andere Darreichungsform erfordern. Die allgemeine Vorstellung ist, daß sich akute Fälle mit einer Lösung oder einem Gel eher bessern. Für meine Kollegen in Italien stellt das Gel eine sehr gute galenische Form dar, und wir beabsichtigen, es weiter einzusetzen.

Haneke, Deutschland: Ich bin überrascht, daß der Unterschied in der Behandlungsdauer zwischen Tinea corporis und Tinea cruris einerseits und Tinea pedis andererseits so klein ist. Aus unserer Erfahrung mit der oralen Behandlung mußten wir Tinea corporis nur 2 Wochen lang behandeln, Tinea pedis aber 4, 6 oder sogar über 8 Wochen in Abhängigkeit von der Dicke der Hornschicht. Können Sie die offensichtlichen Unterschiede zwischen lokaler und systemischer Behandlung hinsichtlich der Behandlungsdauer erklären?

Panconesi, Italien: Wir haben wenig Erfahrungen mit schweren Formen, und ich glaube, daß es Unterschiede in den verschiedenen Ländern der Studie gibt. Zum Beispiel gibt es einige Unterschiede zwischen uns und dem übrigen Europa hinsichtlich Ökologie und Lebensgewohnheiten, und vielleicht ist unsere Erfahrung mit einer systemischen Behandlung weniger umfassend als Ihre. Es gibt auch einige Schwierigkeiten in Form von Nebenwirkungen, und die systemische Behandlung ist bei vielen Ärzten nicht gerade populär.

Differentialdiagnose von Onychomykosen

E. Haneke

Dermatologische Abteilung, Universität Erlangen–Nürnberg,
Hartmannstraße 14, 8520 Erlangen, Bundesrepublik Deutschland

Zusammenfassung

Wenn auch nicht sehr häufig, sind die meisten entzündlichen Nagelerkrankungen durch ihren protrahierten und therapieresistenten Verlauf charakterisiert. Pilzinfektionen sind die häufigste Ursache von Nagelerkrankungen. In den meisten Fällen infiziert ein Dermatophyt das Hyponychium und dehnt sich langsam proximal unter der Nagelplatte aus (distale subunguale Onychomykose). Das Nagelbettepithel bildet reaktiv eine Hyperkeratose aus, die reich an Pilzelementen ist und eine distale Onycholyse verursacht. Die proximale subunguale Onychomykose beginnt am Eponychium, greift entlang der Unterseite des proximalen Nagelfalzes auf die Matrix über und dehnt sich weiter distal aus. Dermatophyten sind die häufigsten Erreger, obwohl (Sekundär-)-Infektionen mit Schimmelpilzen an den Zehennägeln nicht gerade selten sind. Nagelverfärbung, subunguale Hyperkeratose mit Onycholyse und sogar Nagelzerstörung sind wichtige klinische Symptome. Superfizielle Onychomykosen verursachen gewöhnlich eine weißliche Farbe der Nagelplatte. Der Nachweis von Pilzelementen in KOH-Präparaten und in Kulturen hängt von einer sorgfältigen Materialentnahme ab. Eine chronische Paronychia ist häufig auf *Candida albicans* zurückzuführen. Harte Schwellung des proximalen Nagelfalzes (PNF) mit Verlust des Nagelhäutchens und eitriges Sekret unter dem PNF sind die Hauptsymptome; die Querfurchenbildung der Nagelplatte ist eine Folgeerscheinung. Psoriasis ist die Hauterkrankung, die am häufigsten Nagelveränderungen bewirkt. Stecknadelkopfgroße Einsenkungen, gelbe Verfärbung oder Onycholyse infolge von umschriebenen subungualen Psoriasispapeln, Verdickung und Zerstörung der Nägel sind allgemeine Kennzeichen. Zahlreiche stecknadelspitzgroße Einziehungen können auch bei Alopecia areata auftreten; den Befall aller Nägel nennt man Trachyonychie (20-Nägel-Dystrophie). Rauhe Vertiefungen und unregelmäßige Deformationen der Nagelplattenoberfläche treten bei Ekzemen im Nagelbereich auf. Lichen planus unguium kann isoliert oder zusammen mit typischen Hauterscheinungen vorkommen: Gewöhnlich werden unregelmäßige Verstärkungen der Längsrillen, Vertiefungen oder Nageldystrophie beobachtet. Die schmerzlose Ablösung der Nagelplatte vom Nagelbett wird idiopathische Onycholyse genannt. Nageldystrophie, Verfärbung, distale Onycholyse, langsames Wachstum und Verdickung, die an den Zehennägeln auftreten, werden im Alter, bei Durchblutungsstörungen und häufig nach rezidividierendem Traumata beobachtet.

Nagelerkrankungen sind relativ selten. Oft werden sie dem Arzt nur im letzten Stadium gezeigt, obwohl sie beträchtliche kosmetische Veränderungen verursachen können, insbesondere wenn die Fingernägel betroffen sind.

Die klinische Diagnosestellung der Nagelveränderungen kann sich schwierig gestalten, da völlig unterschiedliche Dermatosen ähnliche Nagelveränderungen induzieren können. Dies ist in gewissem Grad auf die Tatsache zurückzuführen, daß das Nagelsystem über eine begrenzte Zahl von histologischen Reaktionsformen verfügt und daß die Nagelplatte gerade die Strukturen abdeckt und verbirgt, die in die pathologischen Prozesse einbezogen sind. Weiterhin ist die Histogenese bestimmter Nagelveränderungen noch nicht untersucht worden, da viele Dermatologen ungern eine ausreichend große Nagelbiopsie durchführen, die den proximalen Nagelfalz, Matrix, Nagelbett, Hyponychium und die gesamte Länge der Nagelplatte umfaßt (Abb. 1). Nagelbiopsien sind auch schwer durchzuführen, und Schnitte des gesamten Nagelorgans ohne Falten und Risse sind schwierig anzufertigen.

Onychomykosen sind die häufigsten Nagelerkrankungen. Sie sind hauptsächlich auf Dermatophyten zurückzuführen, aber es können auch Schimmelpilze an den Zehennägeln als sekundäre oder

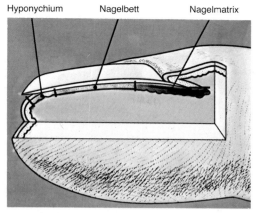

Abb. 1. Aussehen eines normalen Nagels

primäre pathogene Erreger bestimmt werden. Hefepilze verursachen nur bei Patienten mit chronischer Schleimhautkandidose primäre Onychomykosen, wohingegen sie die häufigsten Erreger bei der chronischen mykotischen Paronychie sind.

Pilzkulturen von mikroskopisch positiven Nagelpräparaten sind oft negativ, sollten aber zu wiederholten Untersuchungen der erkrankten Nägel Anlaß geben (English 1976). Man fand und züchtete aber auch Dermatophyten von klinisch normalen Nägeln (Baran & Badillet 1983); diese können dann subunguale Keratosen bei Psoriasis (Feuermann et al. 1976) oder bei dystrophen Nägeln (Baran & Badillet 1982; Zaias 1972) sekundär infizieren. Die Histologie von Nagelbiopsien unterscheidet deutlich, ob Pilze subunguale Gewebetrümmer nur besiedeln oder aktiv Strukturen des Nagelorgans befallen (Achten 1979; Achten & Wanet-Rouard 1981; Haneke 1985; Scher & Ackermann 1980; Zaias 1972). Entsprechend der Eintrittsstelle der Pilze werden die Onychomykosen in distale subunguale (DSO), proximale subunguale (PSO), weiße superfizielle (WSO) und totale dystrophische Onychomykose (Haneke 1985; Hay & Baran 1984; Zaias 1972) unterteilt (Abb. 2).

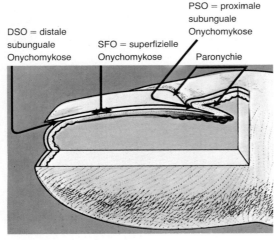

Abb. 2. Onychomykosen

Eine distale subunguale Onychomykose beginnt mit der Infektion des Hyponychiums. Die Pilze wachsen langsam im Nagelbett in proximaler Richtung, wobei sie die Entstehung einer granulären Schicht und eine beträchtliche subunguale Keratose verursachen. Letztere enthält gewöhnlich ungeheure Mengen von Pilzen und kann eine Nagelverdickung oder eine distale Onycholyse bewirken. Danach folgt die Infektion der ventralen Nagelplatte, das Nagelbett wird trübe und verfärbt sich. Eine Sekundärinfektion mit Schimmelpilzen oder Bakterien kann auftreten. Spongiose, Exozytose von Monozyten, polymorphkernige Leukozyten und intrakorneale Abszesse werden häufig wie bei der klinisch ähnlichen Nagelpsoriasis beobachtet. Papillomatose der Matrix und des Nagelbettes und Umbau der Matrix zu Nagelbettepithel mit Entwicklung einer granulären Schicht werden bei einer schweren Infektion festgestellt, die über die Lunula noch proximal hinausgeht.

Proximale subunguale Onychomykosen beginnen am Eponychium, laufen entlang der Unterseite des proximalen Nagelfal-

zes und um den Nagelursprung, um schließlich den proximalen Matrixanteil zu befallen. Obwohl diese Infektion beträchtliche Nagelzerstörungen verursachen kann, gibt es doch nur relativ geringe histologische Veränderungen. Das Matrixepithel bildet sich in eine epidermisähnliche Zellauskleidung um; gewöhnlich ist das entzündliche Infiltrat nicht sehr dicht.
Superfizielle Onychomykosen weisen Pilze an der Nagelplattenoberfläche ohne entzündliche Veränderungen auf.
Die totale dystrophische Onychomykose führt zur fast gänzlichen Destruktion der Nagelplatte mit schweren Entzündungszeichen, Spongiose, Exozytose, Papillomatose der Matrix und des Nagelbettes sowie ungeordnete Keratosen, die Reste von serösem Exsudat und pyknotischen neutrophilen Granulozyten enthalten. Diese Veränderungen sind besonders häufig bei chronischen mukokutanen Kandidosen (Haneke 1986a), wenngleich sie auch bei Dermatophyteninfektionen beobachtet werden (Haneke 1985, Haneke & Meinhof 1986).
Sogar bei vorher negativen Kulturen sollten erneut Proben von subungualen Zelltrümmern und Nagelfragmenten aus dem am weitesten proximalen Abschnitt des infizierten Nagelorgans entnommen werden, da die kulturelle Identifizierung der Pilze die Basis für eine erfolgreiche Behandlung ist.
Eine mykotische Paronychie ist gewöhnlich die Folge von *Candida albicans*-Infektionen. Hausfrauen, Köche, Bäcker, Brauer usw. mit häufigem und intensivem Kontakt mit Wasser, Seife, Reinigungsmitteln und Kohlenhydraten sind besonders anfällig für diese Krankheit. Hefepilze gelangen unter den proximalen Nagelfalz und verursachen eine chronische Infektion mit wiederholten subakuten Exazerbationen (Hay & Baran 1984). Der proximale Nagelfalz verdickt sich allmählich, und das Eponychium verschwindet. Das feste Anhaften der proximalen Nagelfalzunterseite an der Nagelplatte geht verloren, und Eiter kann unter dem proximalen Nagelfalz hervor ausgedrückt werden. Die Nagelplatte kann später mit einbezogen sein und weist unregelmäßige Einsenkungen und Längsrillen auf, aber eine richtige Candida-Onychomykose ist sogar in chronischen Fällen außergewöhnlich.
Die Psoriasis ist die Dermatose mit der häufigsten Nagelbeteili-

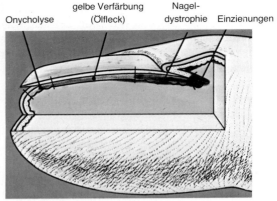

Abb. 3. Strukturen, die bei psoriatischen Nagelveränderungen beteiligt sind

gung (Abb. 3). Zu jeder Zeit sind in ungefähr 50% der Fälle Nägel betroffen, über die gesamte Lebensdauer kommen Nagelveränderungen jedoch in 80%–90% vor (Samman 1978, Zaias 1972). Grübchen sind die häufigsten psoriasisbedingten Nagelveränderungen, die sich aus Parakeratoseherden der dorsalen Nagelplatte entwickeln, die wiederum auf eine Entzündung am proximalen Ende der Matrix zurückzuführen sind. Manchmal bleiben sie die einzigen Symptome einer Psoriasis. Der psoriatische Ölfleck ist ein kleiner psoriatischer Herd im Nagelbett, der durch die durchsichtige Nagelplatte schimmert und der die charakteristische gelbliche Verfärbung verursacht. Die Plaques, die vom Nagelbett bis zum Hyponychium reichen, können eine Pachyonychie oder psoriatische Onycholyse verursachen, wenn die Parakeratose sich abschuppt. Veränderungen der Nagelplatte mit Verdickung, Verfärbung, Trübung, unregelmäßiger Oberfläche oder vollständiger Zerstörung kommen mit Beteiligung der gesamten Matrix und des Nagelbettes vor. Ein permanenter Nagelverlust wird bei der Acrodermatitis suppurativa continua beobachtet (Hallopeau).

Psoriasisnägel werden häufig (auch histologisch) als Onychomykose fehldiagnostiziert. Die Matrix und das Nagelbettepithel können eine Spongiose, monozytäre Exozytose, fokale Granulose und subunguale Keratose mit einer unterschiedlichen Anzahl parakeratotischer Herde aufweisen. Intraepitheliale und intrakorneale Leukozyten können so spärlich sein, daß sie mit Ausnahme von PAS durch kein anderes Färbeverfahren ermittelt werden können. Jedoch sind Munro-Mikroabszesse und polymorphkernige Leukozyten häufig zahlreich genug, um eine Diagnose zu ermöglichen. Die psoriasiformen Nagelveränderungen infolge des Betablockers Propranolol ähneln der Nagelpsoriasis, zusätzlich aber weisen sie ein bandartiges subepitheliales Infiltrat im Nagelbett auf. Ein Nagelekzem ist im wesentlichen eine spongotische Dermatitis der Matrix und des Nagelbettes, wenngleich spongiotische Vesikel sehr klein bleiben. Seröses Exsudat wird in der Nagelplatte zurückgehalten, was zu einer Verdickung und zu unregelmäßigen Strukturen führt.

Die Alopecia areata der Nägel ist histologisch von einem leichten Nagelekzem nicht zu unterscheiden. Ob Untersuchungen über einen Lymphozytenmarker in situ dazu beitragen, diese Veränderungen zu differenzieren oder nicht, bleibt noch weiteren Studien vorbehalten.

Der Lichen planus der Nägel kann in einer beachtlichen klinischen und histologischen Variationsbreite vorliegen. Seine Hauptsymptome sind bandartige subepitheliale, epidermotrophe, an lymphozytenreiche Infiltrate. Eine hydropische Degeneration der Baselzellen kann weiträumig auftreten und zu einer epithelialen Atrophie führen mit nachfolgender Nageldystrophie oder sogar zur subungualen Blasenbildung. Eine Spongiose liegt gewöhnlich vor und kann so markant sein, daß sie eine Kontaktdermatitis vortäuscht.

Primäre Onychodystrophien der Nägel werden häufig an den Großzehen beobachtet, weniger häufig an den anderen Finger- oder Zehennägeln. Sie ähneln oft einer Onychomykose oder einer Psoriasis der Nägel. Die Nägel weisen eine schmutzig-gelbliche Verfärbung auf, verdicken sich und wachsen sehr langsam. Häufigste Ursachen sind arterielle Durchblutungsstörungen bei Arte-

riosklerose, Diabetes mellitus, starkes Rauchen und Endangiitis obliterans.
Eine große Anzahl von Dermatosen kann die Nägel betreffen und temporäre oder dauerhafte Nagelschäden verursachen. Weder das klinische Bild noch die Histologie sind pathognomonisch; eine sorgfältige Anamnese ist entscheidend. Darüberhinaus beobachtet man toxische Nagelschäden mit steigender Häufigkeit infolge von Berufsrisikofaktoren und Hobbies.

Literatur

1. Achten G (1979) De l'ongle normal à l'ongle pathologique. Bull Acad Méd Belg 134: 188–200
2. Achten G, Wanet-Rouard J (1981) Onychomykosen. Cilag AG, Darmstadt
3. Baran R, Badillet G (1982) Primary onycholysis of the big toenail: a review of 113 cases. Br J Dermatol 106: 529–534
4. Baran R, Badillet G (1983) Un dermatophyte unguéal est-il nécessairement pathogène? Ann Dermatol Venereol 110: 629–631
5. English MP (1976) Nails and fungi. Br J Dermatol 94: 697–701
6. Feuermann E, Alteras I, Aruellyi J (1976) The incidence of pathogenic fungi in psoriatic nails. Castellania 4: 195–196
7. Haneke E (1985) Nail biopsies in onychomycosis. Mykosen 28: 473–480
8. Haneke E (1987) Nagelerkrankung in der Allgemeinpraxis. Med Welt 38:267–270
9. Haneke E, Meinhof W (1986) Nagelveränderungen bei der chronischen mucocutanen Candidose. 20. Wiss Tagung d Deutschsprachigen Mykologischen Gesellschaft, Freiburg i B, 22.–24.5. 1986
10. Hay RJ, Baran R (1984) Fungal (onychomycosis) and other infection of the nail apparatus. In: Baran R, Dawber RPR (eds) Diseases of the nails and their management, Blackwell Scientific pp 121–155, Oxford
11. Samman PD (1978) The nails in disease. 3rd edn. Heinemann, London
12. Scher RK, Ackerman AB (1980) Subtle clues to diagnosis from biopsies of nails. Histologic differential diagnosis of onychomycosis and psoriasis of the nail unit from cornified cells of the nail bed alone. Am J Dermatopathol 2: 255–256
13. Zaias N (1972) Onychomycosis. Arch Dermatol 105: 263–274

Ergebnisse eines neuen Therapieschemas bei der Onychomykosebehandlung

J. Lalošević und S. Stettendorf*

Institut für Dermatologie und Venerologie, Iv. Milutionovića 85, 11000 Beograd, Yugoslawien

* Bayer AG, 5600 Wuppertal 1, BRD

Zusammenfassung

Das Ziel der hier berichteten Studie war es, den einfachsten Weg zu finden, mykotische Nägel mit einer Creme aus 40% Harnstoff und 1% Bifonazol zu entfernen. Es wurden insgesamt 38 Patienten mit 79 infizierten Nägeln behandelt. Die atraumatische Entfernung der befallenen Nagelplatten erforderte durchschnittlich 12 Tage. Die anschließende Nagelbettbehandlung wurde mit 1%iger Bifonazol-Creme für die Dauer von 4 Wochen durchgeführt. Die Therapieergebnisse wurden über 12 Monate verfolgt. Unerwünschte Nebenwirkungen wurden hierbei nicht beobachtet. Das oben geschilderte Verfahren zur Entfernung und Behandlung befallener Nägel ergab in 89% der Fälle eine Heilung, wobei die Rezidivrate von 11% den Schluß zuläßt, daß eine solche atraumatische Nagelentfernung eine Methode der Wahl sein könnte.

Einleitung

Die therapeutischen Probleme bei mykotisch veränderten Nägeln haben seit langer Zeit die Aufmerksamkeit der Dermatologen erregt. Die orale Behandlung mit Grisesofulvin und, in neuerer Zeit, die Ketoconalzolbehandlung sind zeitraubende Verfahren, die von den Patienten z. T. nur schlecht toleriert und nicht systematisch genug durchgeführt werden. Weitere Nachteile einer sol-

chen Behandlung sind bekannt, wobei hier toxische Nebenwirkungen und Resistenzen zu erwähnen sind.
Die operative Entfernung mykotisch veränderter Nägel ist die schnellste Behandlungsmethode, allerdings ist sie verbunden mit Risiken der Lokalanaesthesie, intra- und postoperativen Schmerzen, Blutungen, möglichen Sekundärinfektionen usw. Diese invasive Behandlung darf z. B. nicht angewandt werden bei Diabetikern, Patienten mit Durchblutungsstörungen oder neurotrophischen Veränderungen wegen der Spätfolgen aufgrund der Schädigungen der arteriellen Endstrombahn, die sich als Gangrän an den auf diese Weise behandelten Fingern äußern.
Topische antimykotische Behandlung bringt keine zufriedenstellenden Ergebnisse wegen der Dicke und Kompaktheit der Hornplatte. Chemische atraumatische Nagelentfernung durch Kaliumjodidsalbe und anschließende Behandlung der Pilzinfektion wurde von Aravijski (1963) [5, 6] eingeführt. Modifiziert wurde die Methode dann durch Klein-Natrop (1974) [5, 6], der deren Anwendung in erweitertem Rahmen einführte. Zwischenzeitlich wurde über wenig erfolgreiche Ergebnisse bei der Erweichung und Entfernung von Nägeln berichtet [2, 3, 4, 8] durch 20%ige Pyrogallus-Säure oder durch das Perforieren der veränderten Nägel und anschließendes Einbringen von Dichloressigsäure durch die Löcher (Brem) [2]. Farber und South (1987) führten harnstoffhaltige Salbe ein als geeignetes Mittel zur atraumatischen Nagelentfernung [1, 7, 8]. Unsere Bemühungen stellen einen weiteren Schritt nach vorn dar, da wir eine Kombination von Harnstoff und antimykotisch wirksamem Bifonazol applizieren. Im Verlaufe unserer offenen Studie benutzten wir eine Salbe mit 20% oder 40% Harnstoff zusammen mit 1% Bifonazol zur ambulanten Therapie von pilzbefallenen Nägeln.

Patienten und Methode

Es wurden insgesamt 38 Patienten behandelt (18 männlich, 20 weiblich). Davon litten 9 Patienten an Pilzinfektionen der Nägel der oberen und 29 der unteren Extremitäten. Die Zahl der befalle-

Tabelle 1. Mykologische Untersuchungen/Lokalisationen der Mykosen

mykologische Untersuchungen	Finger-nägel	Zehen-nägel	Insgesamt (38 = 100%)
Nativpräparat			
pos.-neg.-neg.[1]	9	29	38 = 100%
wieder positiv nach Ende R^x	–	4	4 = 11%
Kultur[2]			
Epidermophyton floccosum	–	1	1 = 3%
Trichophyton mentagrophytes	8	16	24 = 63%
Trichophyton rubrum	1	12	13 = 34%
Kultur			
pos.-neg.-neg.[1]	9	29	38 = 100%
wieder pos. nach Ende R^x	–	4[3]	4 = 11%

[1] vor Nagelablösung – vor R_x – nach R_x
[2] Erreger vor Nagelablösung
[3] keine Veränderung bei Erreger

nen Fingernägel lag zwischen 1 und 2, die der Zehennägel zwischen 1 und 7. Die Dauer der Onchyomykose vor der Behandlung lag im Mittel bei ungefähr 2 Jahren. Die Diagnose wurde vor Beginn der Therapie klinisch gestellt und durch mykologische Untersuchungen bestätigt (Nativpräparat und Kultur). Tabelle 1 zeigt die isolierten Pilzspecies: *Epidermophyton floccosum* 1×, *Trichophyton rubrum* 13×, *Trichophyton mentagrophytes* 24×.
Die Therapie bestand aus 2 Schritten:
1. Atraumatische Entfernung der infizierten Nägel mittels einer Harnstoff-Bifonazol-Salbe;
2. Behandlung des freien Nagelbetts für weitere 4 Wochen mit 1%iger Bifonazol-Creme.

Einmal täglich wurde eine 40%ige Harnstoff-Bifonazol-Salbe appliziert, zusammen mit einem Gummi-Fingerling als Schutz- und Isolierverband. Im Anschluß an die vollständige Nagelauflösung wurden die Reste gründlich von dem Nagelfalz entfernt. Das Nagelbett wurde dann mit einer 1%igen Bifonazol-Creme für weitere 4 Wochen behandelt. Klinische und mykologische Untersuchungen wurden vor und nach der atraumatischen Nagelentfernung, am Ende der 4wöchigen Behandlung und dann in Intervallen von 1, 3, 6 und 12 Monaten nach Beendigung der Therapie durchgeführt.

Ergebnisse

Zu Beginn der Studie wurden 5 Patienten mit 20%iger Harnstoff-Bifonazol-Salbe behandelt, was erst nach 17–24 Tagen zu einer kompletten Erweichung des Nagels führte. Danach behandelten wir mit 40%iger Harnstoff-Bifonazol-Salbe und konnten so die Zeit bis zur Entfernung der betroffenen Nägel auf durchschnittlich 12 Tage reduzieren.
Bei 34 Patienten (89%) (Tabelle 2) waren die mykologischen Untersuchungen, d. h. Nativpräparat und Kultur sowohl nach der Ablösung der Nägel als auch nach Beendigung der Behandlung negativ. Rezidive 3–7 Monate nach Ende der Behandlung zeigten sich bei 4 Patienten (11%). Während der Nachuntersuchungsperiode (Tabelle 6) gewannen die nachwachsenden Nägel nach Heilung bei 13 Patienten wieder ihr normales Erscheinungsbild, bei 16 Patienten hatte der Nagelwulst zu Beginn des Wachstums zunächst eine „pathologische" Form, zeigte allmählich aber wieder ein normales Bild, nur bei 9 Patienten blieb die pathologische Form bestehen. Ungleichmäßiges Wachstum, Einkerbungen und fehlender Glanz der Nageloberfläche wurde als „pathologisch" eingestuft.

Tabelle 2. Beurteilung der Therapie am Ende der Studie

Beurteilung der Therapie	Fingernägel	Zehennägel	Insgesamt 38 = 100%
sehr gut (klinisch u. mykologisch)	9	25	34 = 89%
ungenügend (klinisch u. mykologisch)	–	4	4 = 11%

Sowohl während der Anwendung von Harnstoff-Bifonazol-Salbe als auch der 1%igen Bifonazol-Creme wurden keine Nebenwirkungen beobachtet.

Diskussion

Die kombinierte Bifonazol-Harnstoff-Salbe zeigte bei unseren Patienten einen außergewöhnlich guten keratolytischen Effekt. Harnstoff hat zusätzliche Eigenschaften, wie synergistische Effekte bei Proteindenaturierung, bessere Hydratation des Gewebes, Förderung der Penetration anderer Substanzen in das Gewebe, was sich auch bei unseren mit Harnstoff-Bifonazol-Salbe behandelten Patienten zeigte. Zusätzlich hat Harnstoff selbst noch einen bakteriostatischen Effekt.

Die Auflösung der Nagelsubstanz scheint schneller einzutreten, wenn die Pilzinfektion erst kurze Zeit besteht; auch erfolgte die Ablösung bei Fingernägeln rascher als bei Fußnägeln.

Während des neuen Nagelwachstums zeigten die Nägel von 9 Patienten, wie wir bereits oben ausführten, eine „pathologische" Form, womit ungleichmäßige, eingekerbte und stumpfe Nägel gemeint sind. Diese Befunde sahen wir im allgemeinen bei Großzehennägeln. Wir stellten fest, daß wiederholte Verletzungen eines neu gewachsenen Nagels im wesentlichen zu diesem Phänomen beitragen. Zum Beispiel hatte ein Patient mykotische Veränderungen beider Großzehennägel. Nach Ende der Behandlung wuchs der linke Großzehennagel normal nach, während der rechte pathologisches Aussehen hatte. Der Patient spielte häufig Fußball und benutzte hierzu vornehmlich das rechte Bein.

In vier Fällen kam es zu einem Rezidiv. Dies sollte allerdings das positive Bild nicht stören. Die Ursache war in allen Fällen das ungelöste Problem der unhygienischen Fußbekleidung und des Schuhwerks.

Schlußfolgerung

Die atraumatische Entfernung von pilzinfizierten Nägeln mit einer Salbe aus 40% Harnstoff und 1% Bifonazol, gefolgt von einer Behandlung mit 1%iger Bifonazolcreme ermöglicht eine einfache und relativ kurze Applikation bei ambulanten Patienten ohne Schmerzen, ohne Nebenwirkungen und Risiken mit recht hohen Erfolgsquoten. Sie kann als Methode der Wahl bei der Therapie von Onychomykosen betrachtet werden.

Literatur

1. Arnerić S et al (1976): Lečenje onihomikoza izazvanih dermatofitima i atraumatsko uklanjanje nokatnih ploča. Acta Dermatologica Jugoslavica (2) 103–108
2. Brem J (1977): Treating onychomycosis. Lancet (2) 937
3. Čajkovac V (1974): Gljivična oboljenja nokata i okolne kože. IV Simpozijum o bolestima šaka Zbornik 112–118
4. Farber EM, South DA (1978): Urea ointment in the nonsurgical avulsion of nail dystrophies. Cutis (22) 688–692
5. Kleine-Natrop HE, Seebacher C, Kafka G (1974): Atraumatičeskoe ili hirrurgičeskoe udalenie noktoj pri onihomikoze. Vestnik dermatologii i venerologii (2) 81–84
6. Kleine-Natrop HE (1979): Zur Galenik der Kaliumjodid bei Onychomycosen. Dermatologische Monatsschrift (165) 137–138
7. Nolting S (1984): Non-traumatic removal of the nail and simultaneous treatment of onychomycosis. Dermatologica (169) suppl 117–120
8. Steigleder GK (1977) Salbe für atraumatische Nagelentfernung. Therapie der Hautkrankheiten. Thieme. Stuttgart

Neues zur Therapie von Onychomykosen

S. Nolting, S. Stettendorf und W. Ritter**

Zentrum für Dermatologie der Universität Münster,
von-Esmarch-Str. 56, 4400 Münster, BRD

* Bayer AG, 5600 Wuppertal 1, BRD

Zusammenfassung

Es werden über Erfahrungen mit einer Zwei-Stufen-Behandlung der Onychomykose berichtet, bestehend aus einer Initialbehandlung mit Bifonazol-Harnstoff-Salbe und einer Folgetherapie mit Bifonazol-Creme, -Gel oder -Lösung. Die Anwendung der Salbe mit 40% Harnstoff und 1% Bifonazol unter Okklusion führt im Mittel innerhalb von 11 Tagen zur Ablösung der pilzinfizierten Nägel. Die gleichzeitige antimykotische Behandlung – Harnstoff fördert die Penetration durch den erkrankten Nagel – wird nach der Nagelablösung mit 1%igen Bifonazolzubereitungen fortgesetzt. Das gute therapeutische Ergebnis bei 74 von bisher 92 behandelten Patienten läßt erwarten, daß auf diese Weise eine chirurgische Nagelentfernung nicht mehr erfoderlich sein wird. Auf die Notwendigkeit einer aktiven Mitarbeit der Patienten wird ausdrücklich hingewiesen.

Einleitung

Bemühungen in der Vergangenheit um eine rasche, sichere und auf lange Sicht zufriedenstellende Behandlung der Onychomykosen waren nicht sehr erfolgreich. Die bisher zur Verfügung stehenden lokalen und systemischen Behandlungsmöglichkeiten ent-

sprachen nicht den Erwartungen (Nolting und Fegeler 1987). Wir machen daher auf unsere Ergebnisse mit der atraumatischen Nagelentfernung aufmerksam, die von uns nunmehr seit 3 Jahren angewandt wird (Nolting 1984) und bis jetzt bei 74 von 92 Onychomykosepatienten erfolgreich war.
Notwendige Voraussetzung für eine sichere Diagnosestellung ist der mikroskopische Pilznachweis im Nativpräparat und die Kultur zur Identifizierung der Pilze, um so eine Anwendung von Antimykotika bei Nagelveränderungen auszuschließen, die nicht durch Pilze verursacht sind. Wenn Pilze die Ursache für Nagelveränderungen sind – als primäre oder sekundäre Pilzinfektion – so sollte soviel pilzinfiziertes Nagelmaterial wie möglich entfernt werden, um die bestmögliche Voraussetzung für eine topische Behandlung zu schaffen.
Pilzhaltiges Nagelmaterial kann entfernt werden:
1. mechanisch z.B. durch Schneiden und Feilen;
2. chirurgisch durch Nagelextraktion;
3. chemisch durch Keratinolyse.

Die chemische Entfernung besteht in der Auflösung des infizierten Keratins. Dafür sind bisher Salicylsäure, Kaliumjodid und auch Harnstoff benutzt worden. Harnstoff erhöht die Bindungsfähigkeit der Hornschicht für Wasser und verbessert zugleich die Wirkstoffpenetration. Es kommt so zu einer Aufquellung des infizierten Nagels durch Einlagerung von Wasser. Beides wird durch einen Okklusivverband noch weiter gesteigert. Dies erleichtert nicht nur die Penetration des antimykotischen Wirkstoffs Bifonazol in das Nagelbett, sondern ermöglicht auch die atraumatische Ablösung von pilzinfizierten Nägeln bzw. Nagelteilen.

Patienten und Methoden

Die Untersuchungen wurden an 92 Patienten durchgeführt (43 männliche und 49 weibliche Patienten, im Mittel 44 Jahre alt und 173 cm groß, mit einem mittleren Körpergewicht von 72 kg). In 20 Fällen lag eine Onychomykose der Fingernägel vor, bei 71

Tabelle 1. Bifonazol/Onychomykose ($n = 92$)

Demographische Daten

Alter/ Jahre (mittlere)	Geschlecht		Lokalisation		Anzahl der Nägel (mittlere)		Dauer Monate (mittlere)
	m.	w.	Finger	Zehe	Finger	Zehe	
44	43 = 47%	49 = 53%	21 = 22%	72 = 78%	2	2	30

Patienten eine solche der Zehennägel, in einem Fall waren Finger- und Zehennägel betroffen. Die durchschnittliche Erkrankungsdauer betrug 30 Monate (Tabelle 1).

Folgende Kriterien fanden u. a. bei der Aufnahme der Patienten in die Studie Berücksichtigung: frühere Behandlung, Ergebnis der Vorbehandlung, Begleiterkrankungen, Durchblutungsstörungen, Diabetes mellitus, Immunschwäche. Die Diagnose Onychomykose wurde vor Therapiebeginn bei allen Patienten mykologisch (Mikroskopie und Kultur) und klinisch gesichert.

Die Behandlung erfolgte in zwei Teilphasen (Tabelle 2):
1. atraumatische Entfernung des infizierten Nagelmaterials durch Bifonazol-Harnstoff-Salbe (1% bzw. 40%) unter einem Okklusivverband;
2. anschließende Behandlung des Nagelbettes mit Bifonazol-Lösung, -Creme oder -Gel während 4 Wochen.

Die Salbe wurde nach einem warmen Hand- bzw. Fußbad auf die befallenen Nägel aufgetragen und für 24 Stunden unter einem Okklusivverband – meist ein wasserfestes Pflaster – belassen. Nach abermaligem Bad und Entfernung infizierten Nagelmaterials wurde die Behandlung in gleicher Weise fortgesetzt, bis der Therapieerfolg erkennbar und der infizierte Nagel offensichtlich vollständig entfernt worden war. Eine befriedigende atraumatische Nagelentfernung wurde innerhalb eines Zeitraumes von durchschnittlich 11 Tagen erreicht (Bereich 7 bis 21 Tage).

Tabelle 2. Bifonazol/Onychomykose

Behandlungsplan

1. atraumatische Entfernung des Nagels
   Applikation von 1% Bifonazol-/40% Harnstoff-Salbe
   einmal alle 24 Stunden
   Okklusivverband ca. 10–14 Tage

2. Behandlung des Nagelbettes
   1% Bifonazol-Creme, 4 Wochen

3. Nachuntersuchungsperiode
   über 3–6–12 Monate

Die Nachbeobachtungszeit betrug 12 Monate. Mykologische Kontrollen wurden 1, 3, 6 und 12 Monate nach Therapieende durchgeführt, gleichzeitig wurde das Nachwachsen der Finger- bzw. Zehennägel registriert.
Bei 20 Patienten wurden die Bifonazol-Plasmakonzentrationen während der Initialbehandlung mit Bifonazol-Harnstoffsalbe untersucht. Dazu wurden Blutproben vor Beginn als Leerkontrolle und zu einem Zeitpunkt zwischen Tag 7 und 10 der Behandlung entnommen. Bei 10 dieser Patienten erfolgte eine zusätzliche Blutentnahme am Tag 2, 3 oder 4 der Initialbehandlung. Um den Gegebenheiten der praktischen Durchführung einer ambulanten Behandlung entgegenzukommen, wurde der Zeitplan für die Blutentnahmen bewußt so flexibel gehalten.

Bestimmung von Bifonazol

1 ml Blutplasma wird zweimal mit je 2 ml Hexan durch Schütteln extrahiert. Die vereinigten organischen Phasen werden unter einem Stickstoffstrom bei 40° zur Trockne eingeengt, der Rückstand wird in 400 µl Dichlormethan gelöst. Mit einem automatischen Auftragegerät (Autospotter, Desaga) werden 40 µl dieser Lösung punktförmig auf eine HPTLC-Fertigplatte Kieselgel 60

(10 × 20 cm, Merck, Nr. 5641) aufgetragen. Das Auftragegerät wurde zuvor wie bereits beschrieben für Hochleistungsbedingungen optimiert (Ritter 1982). Zwanzig Proben, Plasma von Patienten und Plasmastandards, werden gleichzeitig aufgearbeitet und auf die HPTLC-Platte aufgetragen. Zur Bereitung der Plasmastandards wird Rinderplasma verwendet, dem eine ethanolische Bifonazollösung zugeführt wird. Das Chromatogramm wird in einer Doppeltrogkammer (Camag, Nr. 25254) in Hexan-Essigsäureethylester-Aceton (45 + 45 + 10, Volumenteile) bis zu einer Höhe von 6 cm entwickelt (Trennstrecke 4,6 cm).

Die densitometrische Messung von Bifonazol auf der Dünnschichtplatte erfolgt nach Derivatisierung mit Pikrylchlorid (Ferak, Berlin) und Wasser durch zweimaliges Tauchen – im Abstand von 10 sec – in eine Pikrylchloridlösung (10 ml einer Lösung 4,8% in Toluol mit 200 ml Hexan verdünnt) und anschließendes Befeuchten im strömenden Wasserdampf. Die entstehenden gelben Flecken (Rf = 0,28) werden mit einem Chromatogramm-Spektralphotometer KM3 (Zeiss) bei 390 nm in Remmission gemessen, mit einem Potentialschreiber (Servogor 210, Metrawatt) registriert und über einen Rechnerintegrator (SP 4200, Spectra-Physics) ausgewertet. Die untere Nachweisgrenze beträgt 1 ng/ml.

Ergebnisse und Diskussion

Die Behandlung wurde bei 74 Patienten (80,4%) als erfolgreich und bei 18 Patienten (19,6%) als erfolglos beurteilt. Es muß jedoch betont werden, daß eine Langzeitbeurteilung des Therapieerfolges bei Onychomykosen sehr schwierig ist, da einige Zeit nach Behandlungsende mit Rezidiven gerechnet werden muß. Dennoch hat die vorliegende Studie gezeigt, daß sehr gute Ergebnisse mit einem Behandlungsschema erzielt werden können, das aus zwei aufeinander abgestimmten Teilen besteht:
1. Initialbehandlung mit Bifonazol-Harnstoff-Salbe unter Okklusivverband, um eine atraumatische Entfernung des infizierten Nagels zu erreichen, und

2. nachfolgende Behandlung mit Bifonazol-Creme, -Gel oder -Lösung.

Unerwünschte Arzneimittelwirkungen wurden in keinem Falle beobachtet.
Bifonazol konnte im Plasma von 20 Patienten nicht nachgewiesen werden, d. h. die Plasmaspiegel waren niedriger als 1 ng/ml. Daraus kann geschlossen werden, daß die transdermale Absorption von Bifonazol während der Initialbehandlung mit Bifonazol-Harnstoff-Salbe nicht erhöht ist, wenn man die Ergebnisse früherer Studien mit Bifonazol-Creme an Patienten mit Dermatomykosen zum Vergleich heranzieht (Ritter et al. 1982).
Zusammenfassend ist hervorzuheben, daß bei Onychomykosen das pilzinfizierte Nagelmaterial sehr gut mit einer neuen Kombination von 1% Bifonazol und 40%iger Harnstoffsalbe entfernt werden kann, so daß eine chirurgische Extraktion des Nagels in Zukunft nicht mehr nötig sein dürfte. Der Therapieerfolg ist jedoch nicht allein auf die galenisch gelungene und wirksame Kombination von Bifonazol mit Harnstoff und die angewandte Zwei-Stufen-Behandlung zurückzuführen, vielmehr bedarf es auch der aktiven Mitarbeit des Patienten, um der Behandlung zu einem dauerhaften Erfolg zu verhelfen.

Literatur

Nolting S, Fegeler K (1987) Medizinische Mykologie. Springer, Berlin Heidelberg New York
Nolting S (1984) Dermatologica 169, Suppl 1: 117–120
Ritter W (1982) The Autospotter in drug level determination from body fluids. In: Kaiser RE (ed), Instrumental high-performance thin-layer chromatography. Bad Dürkheim, pp 114–119
Ritter W, Stettendorf S, Weber H (1982) Pharmacokinetics of bifonazole and their clinical implications. In: Urabe U, Zaias N, Stettendorf S (eds) International antifungal symposium: Bifonazole, Tokyo. Excerpta Medica, Amsterdam, pp 48–53

Therapie der Onychomykose mit einer Spezialzubereitung – vorläufige Ergebnisse

A. Lasagni, A. Oriani und *L. Terragni*

Dermatologische Abteilung, Universität Mailand, Via Pace 9, 20122 Mailand, Italien

Zusammenfassung

Vorläufige Ergebnisse mit einer 1% Bifonazol-40%Harnstoff-Salbe unter einem Okklusivverband zeigen, daß erkrankte Nägel, hauptsächlich Großzehennägel, äußerst widerstandsfähig beim Versuch des Ablösens sind und dabei bis zu 40 Tage Okklusion benötigen. Bei 50% der mit 1% Bifonazol-Creme behandelten Patienten zeigte sich nach einer Vorbehandlung mit der Harnstoffzubereitung ein physiologisches Nagelwachstum mit negativem kulturellem Befund. Bei Nägeln mit infizierter Matrix ist die Ablösung nach Okklusion nicht in allen Fällen ausreichend, und eine 4wöchige Nachbehandlung mit 1% Bifonazol-Creme reicht nach unserer Untersuchung nicht aus.

Hier könnte eine Kombination mit einem systemischen Antimykotikum vorteilhaft sein. Um eine bessere Penetration zu erreichen und die therapeutische Wirksamkeit auf den wachsenden Nagel zu erhöhen, empfehlen wir einen semiokklusiven Verband mit Zellophan- oder Plastikmaterial für die Nachbehandlung mit 1% Bifonazol-Creme.

Einleitung

In unserer Klinik wurden die Wirksamkeit und die lokale Verträglichkeit der Salbe mit 1% Bifonazol und 40% Harnstoff festgestellt, wobei die vorläufigen Ergebnisse hier aufgezeigt werden sollen. Insgesamt wurden 71 Patienten (40 männlich, 31 weiblich) im Alter von 1 bis 77 Jahren mit einer Onychomykose in die Studie aufgenommen: Bei 54 Patienten (76%) waren nur die Zehennägel befallen, während bei 11 Patienten (15,5%) eine Onychomykose der Fingernägel diagnostiziert wurde. In 6 Fällen (8,5%) waren sowohl Finger- als auch Zehennägel befallen. Ehe wir mit der Behandlung begannen, haben wir das Nagelmaterial mikroskopisch und in Kulturen untersucht, um die Diagnose zu bestätigen und den Erreger zu bestimmen.

Patientengut und Methode

Der am häufigsten isolierte Stamm (Tabelle 1) war *Trichophyton rubrum* bei 45 Patienten (60%), danach *Candida albicans* in 17 Fällen (22,7%), *T. mentagrophytes* und *Scopulariopsis brevicaulis* bei je 5 Patienten (6,7%), während Aspergillus der Verursacher für 2 Onychomykosen (2,6%) war. Bei nur einem Patienten (1,3%) wurde Fusarium isoliert. Es ist zu betonen, daß bei einigen Patienten die Kultur 2 pathogene Erreger aufwies, die von gleichen oder von unterschiedlichen Nägeln isoliert werden konnten.

Nach Isolierung des Krankheitserregers wurde die Salbe auf die gesamte Oberfläche des befallenen Nagels aufgetragen, dieser abgedeckt und mit einem Pflaster fixiert. Die Behandlung wurde

Tabelle 1. Erreger

	Anzahl	%
T. rubrum	45	60,0
C. albicans	17	22,7
T. mentagrophytes	5	6,7
S. brevicaulis	5	6,7
Aspergillus spp.	2	2,6
F. oxysporum	1	1,3
Total	75	100,0

vom Patienten täglich wiederholt. Bis die vollständige Ablösung des Nagels erfolgt war, kam der Patient alle 10 Tage in unsere Abteilung. Die Ablösung erfolgte bei 14 Patienten (19,7%) nach 10 Tagen, bei 20 Patienten (28,2%) nach 20 Tagen, bei 14 Patienten (19,7%) innerhalb 30 Tagen, während sie in 17 Fällen (24%) nach mehr als 30 Tagen stattfand. 6 Patienten (8,4%) kamen nicht in unser Zentrum zurück.

Ergebnisse

Nach der Ablösung der Nägel führten wir mykologische und mikroskopische Untersuchungen durch und legten Pilzkulturen an. Bei 48 Untersuchungen (68,6%) an 70 befallenen Nägeln von 65 Patienten, die zur Kontrolle erschienen waren, zeigte die mikroskopische Untersuchung ein positives Ergebnis, während in nur 11 Kulturen (15,7%) noch Pilze angezüchtet werden konnten. Alle diese Patienten wurden 4 Wochen lang mit Bifonazol-Creme nachbehandelt. Anschließend führten wir eine weitere mykologische Untersuchungsreihe an 53 Patienten durch, die diesen Behandlungszyklus beendet hatten (Tabelle 2).

Tabelle 2. Mykologische Befunde am Ende der Behandlung mit Creme über 30 Tage

	positive Anzahl	%	negative Anzahl	%
mikroskopische Untersuchung	29	54,7	24	45,3
Kulturanalyse	8	15,1	45	84,9

Die Ergebnisse zeigten, daß 29 mikroskopische Untersuchungen (54,7%) noch positiv waren, während nur noch 8 Kulturanalysen (15,1%) Pilzwachstum nachwiesen. Zu diesem Zeitpunkt führten wir einen zweiten Therapiezyklus von 4 Wochen mit Bifonazol-Creme ein, der mit 18 Patienten durchgeführt wurde. Davon waren 9 Patienten, die bereits nach dem ersten Zyklus mit

Bifonazol-Creme einen negativen mikroskopischen Befund hatten, nach dieser letzten Behandlung erneut negativ.
Hingegen hatten von 9 Patienten mit positivem mikroskopischen Befund nach dem ersten Zyklus noch 4 einen positiven mikroskopischen Befund, während 5 negativ ausgefallen waren.
Hinsichtlich der Kulturanalysen wurden die beiden Patienten, die nach dem ersten Therapiezyklus mit Bifonazol-Creme noch positiv waren, nach Beendigung des zweiten Zyklus negativ, während die Kulturen, die nach dem ersten Zyklus schon negativ waren, negativ blieben.
Wir können bestätigen, daß von den 53 Patienten, die den ersten Behandlungszyklus mit Bifonazol-Creme beendet hatten, sich 35 mit einem normalen neuen Nagelwachstum vorstellten, während sich in 18 Fällen dieses neue Wachstum als phatologisch darstellte.
Aufgrund der uns vorliegenden vorläufigen Daten können wir sagen, daß sowohl Salbe als auch Creme von allen Patienten gut toleriert wurden.

Diskussion nach den Beiträgen von *Dr. Haneke, Dr. Lalošević, Prof. Nolting* und *Prof. Lasagni*

Tessendorf, Deutschland: Ich habe eine Frage an Sie: Ist die Harnstofftherapie nur für Onychomykosen spezifisch? Was passiert während einer Applikation auf einen nichtbefallenen Nagel oder z. B. auf einen psoriatischen Nagel? Ist es nur eine Frage der Zeit, bis sie den Nagel lösen?

Nolting, Deutschland: Man kann sagen, daß es eine nahezu spezifische Therapie ist, weil zuerst nur das infizierte Nagelmaterial gelöst wird. Wenn Sie jedoch weitergehen, können Sie auch gesunde Nägel ablösen.

Zijdenbos, Niederlande: Dr. Lasagni, glauben Sie, daß die Zugabe von Bifonazol zur Harnstoff-Creme wesentlich für das Endergebnis bei der atraumatischen Nagelentfernung ist?

Lasagni, Italien: Bifonazol in Kombination mit Harnstoff ist für die Behandlung von Onychomykosen essentiell.

Hay, Großbritannien: Es wäre interessant, die beiden zu vergleichen. Mein Eindruck aber ist immer der gewesen, daß die Anwendung von Harnstoff ohne ein Antimykotikum eine viel geringere Erfolgsrate ergibt als wir sie hier gesehen haben.

Zijdenbos, Niederlande: Legten Sie eine Kultur von den Nägeln im Falle einer Reinfektion an? Wenn ja, welche Ergebnisse der Identifikation hatten Sie?

Lalošević, Jugoslawien: Bei einer Reinfektion waren die Nachweise die gleichen wie vorher. Ich glaube, daß das wirkliche Problem die Füße betrifft.

Hay, Großbritannien: Ich glaube, ich verstehe, Dr. Lasagni. Sie halten die Salbe über die ganze Zeit in engem Kontakt mit dem Nagel. Sie nahmen den Verband überhaupt nicht ab. Dr. Nolting, taten Sie das gleiche? Oder nahmen Sie jeden Tag den Verband ab?

Nolting, Deutschland: Wir verwenden jeden Tag einen neuen Verband; vor dem Wechsel werden Finger- oder Zehennagelbäder von 10 min oder länger durchgeführt, um das infizierte Material zu entfernen. Wir erneuern den Bifonazolstreifen mit Harnstoffbehandlung alle 24 Stunden.

Tessendorf, Deutschland: Wann beenden Sie die Therapie? Lösen Sie den ganzen Nagel, wenn nur ein Teil der Mykose zu sehen ist?

Nolting, Deutschland: Der gesamte Nagel muß nur dann entfernt werden, wenn Sie sichergehen wollen, daß die gesamte infizierte Substanz entfernt wird. Da Sie die Behandlung mit dem Antimykotikum über 4 Wochen nach der Entfernung durchführen, ist es nicht notwendig, den ganzen Nagel zu entfernen, wenn er nicht infiziert ist.

Haneke, Deutschland: Die Histologie hat gezeigt, daß der Befall gewöhnlich weit über den Teil hinausgeht, der klinisch verändert ist. Ich würde die Entfernung des gesamten Nagels nicht empfehlen, wenn nur ein Teilgebiet befallen ist, man sollte aber ein klein wenig mehr als nur dieses Gebiet entfernen.

Hay, Großbritannien: Vielleicht muß ich hinzufügen, daß Dr. Roberts und ich eine ähnliche Studie durchgeführt haben. Das Schema, das Dr. Nolting aufzeigte, ist sehr aufwendig. Wir fanden einen Weg, bei dem der Patient selbst in der Lage ist, die

Salbe aufzutragen, entsprechend einer Anleitung, wonach das Präparat nachts appliziert werden sollte. Die Ergebnisse waren gut. Ich glaube, daß in unserer Studie 60% der Nägel, die die Patienten selbst behandelten, erfolgreich geheilt wurden, wenn wir auch den Patienten ein- oder zweimal bitten mußten, die Behandlung zu wiederholen. Interessant ist, daß, mit nur einer Ausnahme alle Patienten damit zufrieden waren, sich selbst zu behandeln und daß dies auch erfolgreich taten.

Erfahrungen mit Bifonazol als Lokaltherapeutikum bei seltenen Indikationen

H. F. Döring

Wilhelm-Hamacher-Straße 5, 5210 Troisdorf, BRD

Zusammenfassung

Seit 1980 haben wir die Wirksamkeit von Bifonazol-Creme bei verschiedenen Dermatophytosen untersucht. Während dieser Studien stellten wir manchmal fest, daß sich auch andere Dermatosen nach äußerlicher Anwendung von Bifonazol besserten. Wir begannen deshalb Pilotstudien bei Rosacea, Sebopsoriasis und seborrhoischem Ekzem, sowie bei Erythrasma. Die Ergebnisse waren positiv und wir wenden diese Therapie jetzt häufig an. Unsere Erfahrungen über 5 Jahre werden zusammen mit einigen Gedanken über die Ätiologie dieser Dermatosen vorgestellt.

Einleitung

Unsere persönlichen Erfahrungen, die wir mit verschiedenen Dosierungen von Bifonazol in der lokalen Behandlung von Dermatomykosen [4, 10] in der Zeit zwischen 1980 und 1985 gewonnen haben, und die Literatur, hauptsächlich aus den USA, bezüglich der Behandlung der Psoriasis [18, 19, 21, 22] haben gezeigt, daß unterschiedliche nicht mykotisch bedingte Dermatosen, bei denen die „mikrobiologische Population der Haut" eine bedeutende, aber noch unklare Rolle spielt, auch mit Imidazolderivaten erfolgreich behandelt werden können, insbesondere mit den lokalen Darreichungsformen von Bifonazol. Es handelt sich in erster Linie um Rosacea, Sebopsoriasis und Erythrasma, die auf

Tabelle 1. Studien, die zwischen 1981 und 1985 durchgeführt wurden

Jahr	Anzahl	Diagnose	topische Behandlung	Therapieerfolg (gut/sehr gut)
1981	24	Rosacea papulopustulosa	1% Bifonazol-Creme-Lösung-Gel	22 = 92%
1982	30	Rosacea papulopustulosa	1% Bifonazol-Creme-Lösung-Gel	28 = 93%
1983	76	Rosacea papulopustulosa, Teleangiektasia ekzematosa	1% Bifonazol-Creme-Lösung-Gel	61 = 82%
1983	30	Sebopsoriasis	1% Bifonazol-Creme-Gel	22 = 73%
1983	20	Erythrasma inguinale	1% Bifonazol-Creme	19 = 95%
1984	40	Psoriasis und Sebopsoriasis	1% Bifonazol + 20%ige Harnstoffsalbe	16 = 40%[a]
1985	24	Erythrasma inguinale	1% Bifonazol-Creme	22 = 92%
Total	244			190 = 79%

[a] Nur Patienten mit Sebopsoriasis hatten einen guten Therapieerfolg

Tabelle 2. Allgemeine Ergebnisse hinsichtlich der Applikation

Compliance:	Einmalige tägliche Applikation:	gut oder sehr gut
Wirksamkeit:	Bei geeigneten Indikationen: (bis auf Psoriasis vulgaris und Rosacea ekzematosa)	gut oder sehr gut
Verträglichkeit:	hinsichtlich der galenischen Zubereitung und Lokalisation	gut oder sehr gut

diese Weise während der vergangenen 4 Jahre behandelt wurden (Tabelle 1 und 2).

Folgerungen aus diesen Studien

1. Dermatosen, bei denen der Hautbefall durch Mikroorganismen (*Pityrosporon spp., Corynebacterium spp., Staphylokokken*) bestätigt wurde, nämlich Rosacea papulopustulosa, Sebopsoriasis oder seborrhoisches Ekzem, Erythrasma sind eindeutige Indikationen für eine lokale Behandlung mit Imidazolderivaten, insbesondere Bifonazol-Creme. Diese Therapie ist eine wirksame und gut verträgliche Alternative zu konventionellen lokal angewandten Medikamenten.
2. Dies bezieht sich nicht auf Dermatosen, bei denen der Befall durch Mikroorganismen nicht gesichert ist, nämlich Psoriasis vulgaris und Rosacea ekzematosa.
3. Die Beobachtungen liefern Anhaltspunkte für die Ätiologie oben erwähnter Dermatosen und erlauben eine Unterscheidung zwischen Dermatosen, bei denen Mikroorganismen beteiligt sind und solchen, wo entweder keine oder nur eine geringe Beteiligung solcher Organismen vorhanden ist.

Diskussion

Die Frage, ob Mikroorganismen der Haut direkt oder indirekt in eine gewisse Anzahl von Dermatosen bisher weitgehend unbekannten Ursprungs involviert sind, bleibt noch zu klären. Wie durch Untersuchungen der mikrobiellen Dermatitis, des konstitutionellen Ekzems, verschiedener Formen der Psoriasis, Akne und bakterieller Dermatosen während der vergangenen letzten Jahre [1, 3, 6–12, 15, 17–22] gezeigt wurde, sind mehrere Dermatosen, die nicht als infektiös angesehen werden oder als Pilzinfektionen falsch diagnostiziert sind, dennoch durch enge (immunologische) Beziehungen zu Mikroorganismen der Haut gekennzeichnet, insbesondere *Pityrosporon spp.* Sie können deshalb durch systemische oder lokale Behandlung mit Imidazolderivaten günstig beeinflußt werden. Im Gegensatz zur systemischen Behandlung mit Ketoconazol oder Metronidazol und den damit verbundenen Risiken erwies sich die äußerliche Anwendung einer 1%igen Bifonazolzubereitung als ebenso wirksam, aber praktisch frei von Nebenwirkungen [6–10, 12, 17, 19, 20, 22] und gut verträglich für den Patienten.

Literatur

1. Bojanovsky A, Hamisen S (1979) Inguinalmykosen und Erythrasma. Mod Med 7: 495
2. Borgers M (1980) Mechanism of action of antifungal drugs, with special reference to the imidazole derivatives. Ref Infect Dis 2: 250
3. Döring HF (1978) Zur Behandlung mikrobiell superinfizierter Ekzeme. Der Kassenarzt 18 (28): 5480
4. Döring HF, Stettendorf S (1983) Bifonazole – a new agent for the treatment of dermatomycoses. In: Proceedings of bifonazole symposium, Tokyo, May 20, 1982, Excerpta Med, p 96
5. Döring HF (1983) Zur topischen Mykosetherapie. Dt Derm 31 (8): 1040
6. Döring HF, Ilgner M (1983) Externtherapie der Rosacea mit Imidazolderivaten. Z. Hautkr 58 (3): 141
7. Döring HF (1984) Erythrasma inguinale – klinische und therapeutische Abgrenzung. In: W Meinhof, S Nolting (eds) Bifonazol: Therapie von Dermatomykosen. Perimed, Erlangen, p 63
8. Döring HF (1984) Treatment of sebopsoriasis: a clinical trial, an etiological approach. Dermatologica 169 (S 1): 125
9. Döring HF (1985) Zur Therapie und Ätiologie der Sebopsoriasis. Z Hautkr 60 (24): 1940
10. Döring HF, Ilgner M (1985) Rosaceatherapie mit Bifonazole-Creme – praktische Erfahrungen über 2 Jahre. Z Hautkr 60 (24): 1940
11. Hofmann H (1983) Die mikrobiologische Besiedlung der Haut. Ärztl Kosmetolog 13: 308
12. Meisel C (1985) Mycosportherapie verschiedener Hautmykosen. GIT (Suppl 5) 5: 11
13. Perret WJ (1980) Nonsteroidal topical treatment of inflammatory dermatoses. Cutis 26: 172
14. Pinkus H, Mehregan AH (1972) The primary histologic lesion of seborrheic dermatitis and psoriasis. J Invest Dermatol 1986: 109
15. Pitcher DG, Noble WC, Swille RH, Lomaster KK (1979) Treatment of erythrasma with miconazole. Clin Exp Dermatol 4 (4): 453

16. Ritter W, Patzschke K, Siefert HM, Sommer J, Stettendorf S, Weber H, Wegner LA (1984) Pharmakokinetik von Bifonazol. In: W Meinhof, S Nolting (eds) Bifonazol: Therapie von Dermatomykosen. Perimed, Erlangen, p 29
17. Prinz L (1979) Die Behandlung der Rosacea papulopustulosa mit Metronidazol. Dtsch Gesundh Ws 34 (26): 1210
18. Rosenberg EW, Belew PW (1982) Microbial factors in psoriasis. Arch Dermatol 118: 143
19. Rosenberg EW, Belew PW (1982) Improvement of psoriasis of the scalp with ketoconazole. Arch Dermatol 118: 370
20. Schirner A, Haneke E (1981) Rosacea und Metronidazol. Akt Derm 7 (2): 27
21. Sheth RA (1983) Comparison of miconazole nitrate and selenium disulfide as antidandruff agents. Int J Dermatol 22: 123
22. Skinner RB, Noah PW, Taylor RM, Zanolli MD, Guin JD, Rosenberg EW (1985) Double-blind treatment of seborrheic dermatitis with 2% ketoconazole cream. J Am Acad Dermatol 12: 852

Bifonazol-Gel bei der Behandlung des seborrhoischen Ekzems

D. T. Roberts, M. D. Richardson, R. A. Main und T. S. Mann

Dermatologische und Mykologische Abteilungen des Western Infirmary Krankenhauses, Glasgow G 11 GNT, Großbritannien

Zusammenfassung

Das seborrhoische Dermatitis ist gekennzeichnet durch ständiges und oft starkes Schuppen der Kopfhaut zusammen mit einem schuppenartigen ekzematösen, häufig scharf begrenzten Exanthem, das Augenbrauen, Nasolabialfalte, das prästernale Areal und manchmal auch Achselhöhlen und Leisten befällt.
Bis vor kurzem noch wurde die Krankheit normalerweise lokal mit Steroiden behandelt, doch zeigt die gerade durchgeführte Arbeit, daß lokale Antimykotika wirksam sind. Allerdings wurde ein Großteil dieser Arbeit nicht gründlich genug mykologisch kontrolliert; diese Studie sollte jedes nur mögliche Infektionsmuster mit Pityrosporum-Hefepilzen untersuchen und die Wirksamkeit des Bifonazol bei dieser Erkrankung testen.
Die Ergebnisse einer offenen Pilotstudie mit Bifonazol-1%-Gel bei der Behandlung der seborrhoischen Dermatitis werden zusammengefaßt. Die Patienten werden aufgrund klinischer Daten ausgewählt und anfangs mit einer Vierpunkteskala hinsichtlich Erythem und Schuppung mit Beteiligung der Augenbrauen, der Nasalfalten, des Sternumgebietes und der Achselhöhlen beurteilt.
Die Studie läuft zur Zeit noch, und sie umfaßte zum Zeitpunkt dieses Artikels 15 Patienten; P. orbiculare war bei 5 Patienten isoliert worden. Die klinische Besserungsrate scheint mit der ähnlicher anderer Studien mit unterschiedlichen antimykotischen Präparaten übereinzustimmen.

Einleitung

Mehrere Untersucher [1, 3] haben nachgewiesen, daß das seborrhoische Ekzem auf lokal angewandte Imidazole anspricht, was für die kausale Wirkung der Pityrosporum-Hefepilze bei dieser Krankheit spricht. Wir berichten hier über die Ergebnisse einer Pilotstudie über die Wirkung des Bifonazol in Gelform bei dieser Hauterkrankung. Es wurden zusätzliche Spülungen und Abschabungen zur mikroskopischen Diagnostik und mykologischen Untersuchung in der Kultur vorgenommen um nachzuweisen, daß das Vorhandensein oder Fehlen von Hefepilzen ein bestimmender Indikator für das Behandlungsergebnis ist oder nicht.

Patientengut und Methode

Das seborrhoische Ekzem kommt in einer ganzen Anzahl klinisch unterschiedlicher Formen vor, die jedoch eine gemeinsames Merkmal zeigen. In einigen Fällen ist vorwiegend die behaarte Kopfhaut betroffen, während dies in anderen Fällen Augenbrauen, Ohren und Nasolabialfalte sind. Die Haut über dem Sternum und die Achselhaut sind häufig ebenfalls infiziert, und eine weitere Abwandlung der Krankheit äußert sich in perifollikulärem Exanthem im oberen Teil der Brust und des Rückens. Patienten mit allen möglichen klinischen Typen der Krankheit wurden für die Studie ausgewählt, und Abschabungen mit Spülungen wurden von besonders schuppigen Gebieten nach der modifizierten Färgemann-Technik [4] entnommen. Die abgeschabten Partikel wurden direkt mikroskopisch hinsichtlich der charakteristischen Hefepilzmorphologie untersucht und auf modifiziertem Dixon-Medium [4, 5] kulturell 7 Tage bei 37 ° C in feuchtem Milieu gezüchtet. Die Spülproben wurden mit Triton-HX-100 Reagenz plus 0,075 M Phosphatpuffer mit pH 7,4 behandelt. Sie wurden gewonnen mit Hilfe eines PVC Probenentnahmeringes und wiederum als Kultur auf modifiziertem Dixon-Medium angezüchtet.

Die klinische Ausprägung von Erythem und Schuppung an Augenbrauen, Nasalfalten, Sternumhaut und Achselregion wurde quantifiziert mit einer Skala von 0–3, bei der 0 = fehlend, 1 = gering, 2 = mäßig und 3 = ernster Befall bedeutete. Die Kopfhaut wurde separat erfaßt mit der von Marks et al. [5] beschriebenen Methode. Diese besteht in einer Aufteilung der Kopfschwarte in 4 Quadranten; die in jedem Quadranten betroffene Hautfläche wird mit einer Punkteskala von 0–4 erfaßt und die Schwere des Befalls mit einer Punkteskala von 1–5. Bei jedem Quadranten wird der Faktor für das Areal (maximal 4) multipliziert mit dem Faktor für den Schweregrad des Befalls (maximal 5), dann die Zahlen für die vier Quadranten addiert, wobei die größtmögliche Zahl für die Kopfhaut $4 \times 5 \times 4 = 80$ ergibt.

Eine subjektive Einordnung wurde von den Patienten selbst in ein Tagebuch eingetragen. Die Symptome Röte, Jucken und Schuppung wurden auf einer Linearskala markiert. Patientenerfassungen wurden in de Woche 0, d. h. vor Beginn der Studie, in der Woche 4 und 8 durchgeführt. Die Patienten wurden instruiert, einmal täglich Bifonazol-Gel auf die betroffenen Hautgebiete aufzutragen und die Haare mit TLS-Shampoo (40% wäßrige Lösung von Triäthanolamin-Lauryl-Sulfat) zu waschen. Dieses Shampoo wurde ausgesucht, da von ihm keine Wirkung gegen Hefepilze bekannt ist. Die initiale Behandlungsperiode betrug 4 Wochen, und die Therapie wurde für weitere 4 Wochen fortgesetzt, falls man zu dem Schluß kam, eine Besserung sei eingetreten, jedoch sei der Patient noch nicht vollständig geheilt. Die Therapie wurde nach 4 Wochen beendet, wenn eine vollständige Heilung oder überhaupt keine Besserung engetreten war.

Ergebnisse

Die Studie läuft noch. Die hier vorgestellten Resultate ergaben sich nach 4wöchiger Behandlung von 18 männlichen und 1 weiblichen Patienten. Die Summe der gesamten Punktzahlen für den Heilungsprozeß der Kopfhaut in den Wochen 0 und 4 sind in Tabelle 1 aufgeführt, die Summe der Punkte für Erythem und

Tabelle 1. Kopfhaut-Score

	Gesamt-Score	Durchschnitt
Woche 0	446	24
Woche 4	208	11

Tabelle 2. Gesamt-Score für Erythem und Schuppung an Augenbrauen, Nasenlippenfalten, Sternum und Axilla

	Erythem Gesamt-Score	Durchschnitt	Schuppung Gesamt-Score	Durchschnitt
Woche 0	78	4	72	3,75
Woche 4	47	2,5	40	2

Tabelle 3. Beurteilung der Patienten nach Wochen

Besserung	keine Veränderung	Verschlechterung
13/19 (69%)	5/19 (26%)	1/19 (5%)

Schuppung an Augenbrauen, Nasolabialfalten, Sternumbereich und Achselhöhlen zeigt Tabelle 2. Ergebnisse bei der subjektiven Beurteilung der Patienten sind in Tabelle 3 aufgelistet.

Positive mykologische Befunde ergaben sich bei 6 Patienten. Zu Beginn der Studie ließen sich in Abschabeproben zweier Patienten Torulopsis candida züchten, bei einem Pityrosporum ovale und bei einem dritten fand sich lediglich mikroskopisch ein positiver Pilznachweis. In der 4. Woche hatten zwei Patienten, die zu Beginn negativ waren, nachgewiesenermaßen *Torulopsis candida* bzw. *Trichosporon beigelii*. Der Patient, der anfangs *Pityrosporum ovale* aufwies, hatte in der 4. Woche *Trichosporon beigelii*.

Schlußfolgerungen

Vom subjektiven Patientenstandpunkt aus waren 13 von 19 Patienten (69%) der Meinung, sie seien deutlich gebessert, während 5 von 19 (26%) fanden, der Zustand sei konstant geblieben, und 1 Patient (5%) meinte, der Zustand habe sich verschlechtert. Die Ergebnisse decken sich mit Groben mit anderen ähnlichen Untersuchungen, die bei seborrhoischer Dermatitis lokal applizierte antimykotische Mittel verwandten. Die durchschnittlichen Zahlenwerte für die Schuppung der Kopfhaut halbiert sich am Ende der 4wöchigen Behandlungsperiode, ähnliche Resultate erreichte man für die mittleren Werte bei Erythem und Schuppung der anderen vier erfaßten Hautregionen. Irgendwelche Schlußfolgerungen aus den mykologischen Untersuchungen lassen sich bei dieser kleinen Pilotstudie im Anfangsstadium nicht ziehen, doch ist die Streuung der angezüchteten Keime sicherlich interessant und verdient daher eine weitere Nachforschung. Die Ergebnisse dieser offenen Pilotstudie lassen vermuten, daß Bifonazol-Gel ein potentiell nutzbringendes Präparat bei der Behandlung des seborrhoischen Ekzems ist, und eine größere Doppelblindstudie würde sich gewiß lohnen.

Literatur

1. Ford G, Farr P, Ive A, Shuster S (1984) Br Dermatol 111: 603–607
2. Farr P, Shuster S (1984) Lancet (Dec 1): 1271–1272
3. Faergemann J (1985) Mykosen 28 (12): 612–618
4. Faergemann J (1984) Int Dermatol 23 (5) 330–333
5. Marks R, Pearse AD, Walker AP (1985) Br J Dermatol 112: 415–422
6. Midgeley G (1985)

Diskussion nach den Beiträgen von *Dr. Döring* und *Dr. Roberts*

Gip, Schweden: Ich würde gerne an Dr. Roberts und Dr. Döring die gleiche Frage stellen. Haben Sie jemals ihre Patienten mit *Pityrosporon ovale* infiziert, um diese Erkrankungen hervorzurufen? Wenn nicht, können Sie entsprechend der Koch'schen Postulate nicht beweisen, daß diese Krankheiten wirklich von *Pityrosporon ovale* als Infektionserreger herrühren. Vielleicht haben sie nur Placeboeffekte oder die entzündungshemmende Wirkung von Bifonazol festgestellt.

Roberts, Großbritannien: Gut, ich stimme zu, daß sie aus dieser Studie mit Sicherheit nicht bestätigen können, daß es eine Erkrankung ist, die von diesen Hefepilzen verursacht wird. Wir haben diese Hefepilze noch nicht bei allen Patienten nachweisen können. Wir können nur zur logischen Schlußfolgerung kommen, daß diese Organismen symbiotisch waren. Jedoch andere, größere Studien mit Antimykotika, nicht mit Bifonazol, haben ähnliche Therapieerfolge gezeigt, bis auf die Tatsache, daß viel schneller und viel größere Rezidivraten auftraten. Die besten Resultate wurden bei der topischen Behandlung mit einer Kombination von einem Antimykotikum und Hydrokortison erzielt. So würde ich mit ihnen übereinstimmen, daß dies eine Erkrankung mit multifaktorieller Ätiologie ist.

Döring, Deutschland: Ich glaube, daß *Pityrosporon* oder andere Mikroorganismen der Haut ein seborrhoisches Ekzem oder Psoriasis bei Patienten mit entsprechender Prädisposition hervorrufen können. Ich denke, es gibt keine wirkliche Grenze zwischen Infektionen mit *Pityrosporon*-Hefepilzen oder anderen Mikroorganismen und Erkrankungen wie Psoriasis oder seborrhoischem Ekzem. Gelegentlich sahen wir wirkliche

Infektionen wie Tinea versicolor, die dann und wann in eine Sebopsoriasis übergingen.

Liden, Schweden: Ich möchte gerne Dr. Döring zu der Bezeichnung Sebopsoriasis eine Frage stellen. Wir verwenden in unserem Teil von Europa diesen Ausdruck nicht. Was bedeutet er?

Döring, Deutschland: Das ist eine gute Frage. Für einige Dermatologen in Deutschland, besonders Professor Steigleder aus Köln, bestehen verschiedene Formen von seborrhoischem Ekzem. Die histologischen Bilder zeigen immer mehrere typische Anzeichen von Psoriasis. Deshalb nehmen wir an, daß das seborrhoische Ekzem eine Spezialform der Psoriasis bei Patienten ist, die eine latente Prädisposition haben, welche durch eine Infektionsveranlagung mit Hefepilzen oder anderen Mikroorganismen hervorgerufen wird.

Liden, Schweden: Eine weitere Frage an die Hersteller von Bifonazol. Soweit mir bekannt ist, hat keine Studie irgendetwas über die antimikrobielle Wirksamkeit gegenüber Mikroorganismen ausgesagt – Pilze ausgenommen –. Gibt es solche Studien?

Stettendorf, Wuppertal: Dr. Plempel führte einige Untersuchungen in seinem Labor durch und fand heraus, daß Corynebakterien ebenfalls gut ansprechen, wie einige grampositive, aber keine gramnegativen Kokken.

Hjorth, Dänemark: Ich glaube, daß das gesamte Konzept und die Benutzung von Kochs Kriterien zur Begründung der Rolle von Bakterien bei einer Erkrankung unseren Fortschritt in der klinischen Dermatologie hemmen. Wenn wir aufgefordert worden wären, Kochs Postulate zu erfüllen, hätten wir wahrscheinlich niemals Akne mit Tetrazyklinen behandelt.

Gip, Schweden: Meiner Meinung nach würden, wenn solche Untersuchungen durchgeführt werden könnten, die Ergebnisse von großem Interesse sein.

Schlußbemerkungen

R.J. Hay

In den letzten Jahren hat sich Bifonazol einen festen Platz unter den lokalen Antimykotika erobert; verschiedene wichtige Aspekte des Medikamentes wurden anläßlich dieses Meetings diskutiert. Anfangs haben wir mehrere Referenten zur Frage der Behandlungsdauer und der Häufigkeit der Applikation gehört. Überlegungen zur Verkürzung des Therapieverlaufs sind dargestellt worden. Danach wurde deutlich, daß die Zubereitung von Bifonazol in Harnstoff eine wirksame Alternative zur Anwendung einer langen oralen Antimykotika-Therapie für Patienten mit Onychomykosen darstellt. Die Vorschläge der unterschiedlichen Applikationsmethoden von Bifonazol/Harnstoff müssen miteinander verglichen werden, um so die optimale Anwendung der Anwendung dieser Substanz herauszufinden. Die Möglichkeit einer oralen Therapie in Kombination mit einer Nagelentfernung muß noch untersucht werden. Jedoch waren die heute vorgestellten Ergebnisse ermutigend. Schließlich haben einige der Teilnehmer nachgewiesen, daß Bifonazol bei Patienten mit seborrhoischem Ekzem wirksam ist. Dies liefert einen weiteren Anhaltspunkt dafür, daß *Pityrosporon*-Hefepilze eine gewisse Rolle in der Pathogenese dieser Erkrankung spielen. Während die Mechanismen unklar bleiben, ist die Reaktion auf die Antimykotikatherapie eindeutig. Weitere Forschungsarbeiten auf diesem Gebiet sind jedoch notwendig.

Während dieses Symposions haben wir verschiedene neue Gesichtspunkte der antimykotischen Chemotherapie kennengelernt, die Anregungen für Diskussionen lieferten. Ich möchte mich bei den Referenten bedanken, bei jedem, der Fragen stellte und am Symposion teilnahm, sowie bei den Organisatoren für die Ausrichtung dieser nützlichen und erfreulichen Veranstaltung.

Sachverzeichnis

Akrodermitis suppurativa
  continua 104
Alopecia areata der Nägel 105
Antimykotische Cremes, Vergleichsstudie 46 ff.
Aspergillus spp., Onychomykose 120

Bifonazol, Akzeptanz 76, 87
– antimykotische Eigenschaften 6 ff.
– bei nichtmykotischen Dermatosen 126 ff.
– bei seborrhoischem Ekzem 131 ff.
– entzündungshemmende Wirkung 28 ff.
– Hemmung der Ergosterolsynthese 11 ff.
– Hemmung des Infektionsprozesses nach Kontamination 16 ff.
– Infektionsschutzmodell 9
– in der Allgemeinpraxis 56 ff.
– in-vitro-Effekte 6 ff.
– in-vivo-Effekte 9 ff.
– juckreizmildernder Effekt 29, 32
– Kinetik der Bindung an Pilzzellen 14
– minimale Hemmkonzentration (MHK) 7
– pharmakokinetische Eigenschaften 7 ff.
– physikalische Eigenschaften 5
– Resistenz 8
– Sekretion keratinolytischer Enzyme, Einfluß auf 23 ff.
– subinhibitorische Konzentrationen, Wirkungen 23, 26 f.
– transdermale Absorption 118
– unerwünschte Nebenwirkungen 63 f., 91
– Verträglichkeit 63 f., 84 f.
– Verweildauer auf der Haut nach topischer Applikation 9 f.
Bifonazol-Creme, in der pädiatrischen Dermatologie 52 ff.
– Multicenterstudie 55 ff.
– Vergleichsstudie 46 ff.
Bifonazol-Gel 65 f.
Bifonazol-Gel, bei Fabrikarbeitern 72 ff.
Bifonazol-Gel vs. Creme oder Lösung, Multicenterstudie 80 ff.
Bifonazol-Gel vs. Miconazol-Creme, klinische Prüfung 87 ff.
Bifonazol-Harnstoff, Behandlung von Onychomykosen 107 ff., 113 ff., 119 ff.
Bifonazol-Lösung, Multicenterstudie 55 ff.
Bifonazol-Plasmaspiegel, Bestimmung von 116 f.
Biopsie, Nagel- 100

Candida albicans, chronische Paronychie und 99, 103
Candida albicans, Onychomykose 120
Candida tropicalis 54
Candidose, superfizielle 46 ff., 53 ff., 60 ff., 83

Candidose, superfizielle, Behandlungsdauer 60f., 65
Candidosis vaginalis, Entwicklungsstufen einer 17
Chromatographie, high-performance-thin-layer (HPTLC) 116f.
Corynebacteriaceae 64, 74

Ekzem im Nagelbereich 100, 105
Epidermophyton floccosum 76, 82, 87ff.
Epidermophyton floccosum, Onychomykose 109f.
Erythrasma inguinale, Reaktion auf Bifonazol 126ff.

Färbung, Differentialfärbung von Pilzen 34ff.
Fluoreszierendes bleichendes Agens (FBA), Färbung von Pilzen 34ff.
Fusarium oxysporon, Onychomykose 120

Griseofulvin, Behandlung von Onychomykosen 107

Histaminquaddeltest 28
HPTLC (high-performance-thin-layer-Chromatographie) 116f.

Infektionsschutzmodell, in-vivo-Test 9

Kaliumhydroxid-Präparate in der Pilzdiagnostik 34ff.
Ketoconazol, Behandlung von Onychomykosen 107

Lichen planus unguium 100, 105

Malassezia furfur 64
Miconazol, unerwünschte Wirkungen 91
Microsporon canis 82, 84f.

Mycospor, siehe Bifonazol
Mykotische Infektionen, Entwicklungsstufen 17

Naftifin, Unverträglichkeiten 51
Naftifin-Creme, Vergleichsstudie 46ff.

Onychodystrophie, primäre 105
Onycholyse, idiopathische 100
Onychomykose, Behandlung mit Bifonazol-Harnstoff 107ff., 113ff., 119ff.
– Differentialdiagnose 99ff.
– distale subunguale (DSO) 99, 101f.
– proximale subunguale (PSO) 99, 102f.
– superfizielle 99, 103
– totale dystrophische 103
Oxiconazol, antimykotische Creme, Vergleichsstudie 46ff.

Pachyonychie 104
Pädiatrische Dermatologie, Bifonazol und 52ff.
Paronychie 99, 103
Patienten-Compliance bei der Antimykotika-Therapie 32, 56, 66
Pityriasis versicolor 59ff., 83
Pityriasis versicolor, Behandlungsdauer 70f.
Pityrosporon spp. und seborrhoisches Ekzem 131ff.
Psoriasiforme Nagelveränderungen nach Propanolol 105
Psoriasis, Nagelbefall bei 99, 103ff.
– Reaktion auf Bifonazol 127ff.
Psoriatrischer Ölfleck 104

Rosacea papulopustulosa, Reaktion auf Bifonazol 126ff.

Scopulariopsis brevicaulis, Onychomykose 120

Sebopsoriasis, Reaktion auf
  Bifonazol 126 ff.
Sulconazol-Creme, Studie an
  Fabrikarbeitern 72 ff.

Tinea corporis 59 ff., 82 f., 90 f.
– Behandlungsdauer 60 f., 65
Tinea cruris 59 ff., 82 f., 90 f.
– Behandlungsdauer 60 f., 65
Tinea manuum 82 f., 90 f.
Tinea pedis 82 f., 90 f.
– mykologische Befunde 97
Tinea pedis interdigitalis 59 ff.
– Behandlungsdauer 60 f., 65
Torulopsis candida, seborrhoisches
  Ekzem 134

Toxische Nagelschädigung 106
Trachyonychie 100
Trichophyton mentagrophytes 9, 76,
  82, 87 ff.
Trichophyton mentagrophytes,
  keratinolytische Proteasen 23 ff.
– Onychomykose 109, 120
Trichophyton rubrum 76, 82, 87 ff.
– Onychomykose 109, 120
Trichosporon beigelii, sebor-
  rhoisches Ekzem 134

Windeldermatitis 52 ff.

Zellophanmembran-Test der
  fungiziden Wirksamkeit 13 f.